中医入门图解版七讲

曲淼 郑琴 主编

U0201803

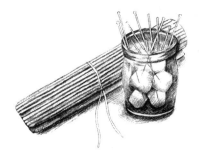

化学工业出版社

·北京·

图书在版编目（CIP）数据

中医入门七讲：图解版 / 曲淼，郑琴主编 .— 北京：
化学工业出版社，2019.3（2024.11重印）
ISBN 978-7-122-33888-4

Ⅰ . ①中… Ⅱ . ① 曲 … ② 郑… Ⅲ . ①中医学 - 图解
Ⅳ . ① R2-64

中国版本图书馆 CIP 数据核字（2019）第 027965 号

责任编辑：王新辉　赵玉欣　　　　　　装帧设计：尹琳琳
责任校对：宋　玮

出版发行：化学工业出版社（北京市东城区青年湖南街 13 号　邮政编码 100011）
印　　装：大厂回族自治县聚鑫印刷有限责任公司
710mm×1000mm 1/16 印张 15 字数 200 千字 2024 年 11 月北京第 1 版第 11 次印刷

购书咨询：010-64518888
售后服务：010-64518899
网　　址：http://www.cip.com.cn

凡购买本书，如有缺损质量问题，本社销售中心负责调换。

定　　价：49.80 元

前言 | preface

  2018 年 9 月，世界卫生组织发布的《国际疾病分类》中，首次将包括中医药在内的传统医学列入分类系统。这说明中医越来越受到世界范围内的认同，但中医博大精深，历代医典更是汗牛充栋，普通人即使穷尽一生去学习和探索，若不得其法，也未必能深入其门。所以，一本包含中医理论知识及基础方法的入门书就显得尤为必要。本书所希望达到的正是这样一种带领普通读者入门的作用。

  本书严遵中医理念，立足于临床实用，用通俗的语言来系统地讲述理论、病机和治疗，使得深奥的中医理论变得简单，能够让更多的人在短期内理解中医的基本思维方式，掌握中医的应用方法。

  本书共分中医入门、中医诊断、中药、中医内科、中医妇科、中医儿科及针灸七讲。图文并茂是本书最大的特色。比如，中医基础和诊断部分，我们只选取了骨干知识，并将其以图表形式呈现出来，一目了然。中药部分，由于中药分类繁杂，细碎的知识点很多，我们从药物的性味入手，引出其功效，同时还列出了与功效主治对应的常用方剂。整讲读下来，会形成一个清晰的认识，即在明确了药物的大的分类之后，通过其性味就能大致判断出药物的功效，大大方便了读者的理解和记忆。各科疾病部分，病症分类、症状表现、治法治则、适用方剂等都是以图表形式呈现,不同证型之间,其症状按照望、闻、问、切四诊列出,方便读者快速记忆和查用。

针灸部分,考虑到实用性,我们以疾病为纲,没有具体介绍每一条经络及该经络上的穴位,而是将经络穴位以附录形式放在书后,方便查用。

考虑到方剂的使用与具体的病症息息相关,我们不再单设方剂一章,而是在附录中将疾病处方中涉及的方子以附录形式放于书后,针对性更强,查用也非常方便。

虽用心筹划,精心编写,但绵延数千年的中医文化,希望通过一本书来全面介绍,是很难做到的,我们也不敢抱此宏愿。如果我们能为读者全面认识中医提供一个初步的框架,在较短时间内领悟岐黄奥旨,掌握中医实用技能,已属幸事。

编者

2019 年 1 月

目录 | contents

第一讲

中医入门七堂课

第1课：阴阳

什么是阴阳 …………… 2

阴阳的变化规律 …………… 3

阴阳学说在医学中的应用 ……… 4

第2课：五行

什么是五行 …………… 6

五行学说的基本内容 …………… 7

五行学说在中医学中的应用……… 9

第3课：藏象

藏象学说 …………… 14

五脏 …………… 15

六腑 …………………………… 18

奇恒之腑 …………………… 21

脏腑之间的关系 …………… 22

第4课：精气血津液神

精 …………………………… 28

气 …………………………… 29

血 …………………………… 32

津液 …………………… 33

神 …………………………… 35

精气血津液神之间的关系 ……… 35

第5课：病因

六淫 …………………… 37

疠气 …………………… 39

七情内伤 …………………… 39

饮食失宜 ················· 40

劳逸失度 ················· 40

病理产物 ················· 40

第6课：病机

基本病机 ················· 43

疾病传变 ················· 45

第7课：疾病的防治

疾病的预防 ··············· 46

疾病的治则 ··············· 46

第二讲

中医诊断
治病先识病

四诊法——中医诊断的"四大法器"

················· 50

望诊 ···················· 50

闻诊 ···················· 55

问诊 ···················· 57

切诊 ···················· 58

辨证论治——中医诊断的核心

················· 64

第三讲

中药
中医治病的制胜法宝

中药学总论 ·············· 72

中药的采集 ··············· 72

中药的炮制 ··············· 72

中药的性味 ··············· 72

中药的配伍 ··············· 74

中药的用法 ··············· 74

常用中药的功效及用法 ······ 76

解表药 ··················· 76

清热药 ··················· 79

泻下药 ··················· 86

祛风湿药 ················· 87

利水渗湿药 ··············· 90

化湿药 ··················· 93

理气药 ··················· 95

消食药 ··················· 96

止血药 ··················· 98

活血化瘀药 ·············· 102

化痰止咳平喘药 ·········· 106

安神药 ·················· 110

平肝息风药 ·············· 112

开窍药 ·················· 114

补虚药 ·················· 115

收涩药 ·················· 123

第四讲

中医内科

感冒 ·················· 128

咳嗽 ·················· 129

哮病 ·················· 131

胃痛 ·················· 133

腹痛 ·················· 134

泄泻 ·················· 136

便秘 ·················· 138

不寐（失眠） ·················· 140

心悸 ·················· 141

眩晕 ·················· 143

头痛 ·················· 145

中风 ·················· 146

淋证 ·················· 148

遗精 ·················· 150

阳痿 ·················· 151

汗证 ·················· 152

痹证 ·················· 154

腰痛 ·················· 155

第五讲

中医妇科

月经过少 ·················· 158

月经过多 ·················· 159

月经后期 ·················· 160

月经先期 ·················· 161

闭经 ·················· 162

痛经 ·················· 164

经行头痛 ·················· 165

经行乳房胀痛 ·················· 166

带下病 ·················· 167

不孕症 ·················· 169

第六讲

中医儿科

感冒 ·················· 172

咳嗽 ·················· 174

泄泻 ·················· 175

食积 ·················· 177

遗尿 ·················· 179

第七讲

针灸
化病于无形

经络总论 ·············· 182

经络的组成和作用 ·········· 182

经络的生理功能和临床应用 ··· 184

腧穴总论 ·············· 185

腧穴的分类、命名及作用 ······ 185

腧穴的定位 ············ 186

刺法和灸法 ············ 190

附：拔罐·············· 196

常见病证的针灸疗法 ········ 197

感冒 ················ 197

咳嗽 ················ 197

哮喘 ················ 198

呕吐（附：呃逆） ·········· 198

泄泻 ················ 199

便秘 ················ 199

耳鸣、耳聋 ············ 199

不寐 ················ 200

眩晕 ················ 200

头痛 ················ 201

中风 ················ 201

遗精 ················ 202

阳痿 ················ 202

痿证 ················ 202

痹证 ················ 203

痛经 ················ 203

痫证 ················ 204

牙痛 ················ 204

坐骨神经痛 ············ 204

扭伤 ················ 204

附 录

附录1：本书所用方剂 ········ 205

附录2：本书所用穴位定位及功效

·············· 214

附录3：人体主要经络穴位图···

·············· 223

中医入门七堂课

第1课 阴 阳

　　阴阳学说是我国古代朴素的辩证法思想。古人认为，世间任何事物都具有既对立又统一的阴阳两个方面，经常不断地运动和相互作用，这是一切事物运动变化的根源。

　　人的身体也是如此。《素问·阴阳应象大论》中说："阴阳者，天地之道也，万物之纲纪，变化之父母，生杀之本始，神明之府也，故治病必求于本。"认为人体的生理活动、疾病的发生发展等，也超不出阴阳这个根本。因此，想要掌握疾病的发展过程，探求疾病的本质，从而获得满意的疗效，就必须探求人体的阴阳变化情况。

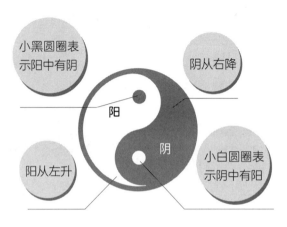

＊ 什么是阴阳

　　阳代表事物具有动的、活跃的、刚强的等属性的一方面。阴代表事物具有静的、不活跃的、柔和的等属性的一方面。相互联系的事物，也可以分为阴阳两面。例如，天为阳、地为阴，日为阳、月为阴，火为阳、水为阴，男为阳、女为阴，昼为阳、夜为阴等。以身体为例，肉体为阴，生命活动为阳；内在的脏腑为阴，外露的皮毛为阳；腹为阴，背为阳等。

事物、现象的阴阳属性归类表

属性	时间	季节	温度	湿度	重量	性状	亮度	运动状态
阳	昼	春夏	温热	干燥	轻	清	明	上升、运动、兴奋
阴	夜	秋冬	寒凉	湿润	重	浊	暗	下降、静止、抑制

* 阴阳的变化规律

对立制约

阴阳具有对立制约的关系，即阴阳双方在一个统一体中会相互斗争、相互排斥和相互制约。这种对立制约维持着阴阳之间的动态平衡，从而促进事物的发生、发展和变化。人体的生理、病理等，也体现着阴阳的对立制约关系，所以中医治病会"动极者镇之以静，阴亢者胜之以阳"，务求使阴阳双方相互制约达到协调平衡，即"阴平阳秘，精神乃治"。

阴阳之间的对立制约关系一旦失衡，就会发生疾病，出现"阴胜则阳病，阳胜则阴病""阳虚则阴盛""阴虚则阳亢"等情况。

互根互用

阳依附于阴，阴依附于阳，它们相互滋生、相互依存，任何一面都不能离开另一面而单独存在。

以人体活动为例，器官的机能活动（阳）必须依赖于营养物质（阴）的供给；而营养物质又依靠脏器的机能活动化生。因此，营养物质是机能活动的物质基础，机能活动是化生营养物质的动力。这种相互依存、互相化生的关系贯穿于整个生命活动的全过程，一旦"阴阳离决"，生命就将告终。

消长平衡

阴阳双方在对立互根的基础上永恒地运动变化着，不断出现"阴消阳长"与"阳消阴长"的现象，这是一切事物运动发展和变化的过程。例如：从冬至春至夏，气候由寒逐渐变热，是一个"阴消阳长"的过程；由夏至秋至冬，由热逐渐变寒，则是一个"阳消阴长"的过程。

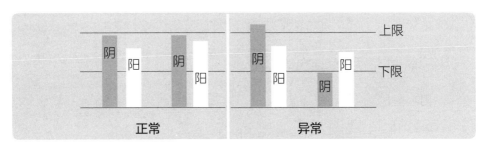

阴阳消长变化关系图1

在人体中，各种机能活动（阳）必然要消耗一定的营养物质（阴），这也是阳长阴消的过程；反之，各种营养物质（阴）的化生，又必须要消耗一定的能量，而这就是阴长阳消的过程。正常生理状态下，这种阴阳消长始终处于一种动态平衡，如果这种状态被打破，失去平衡,将造成某一方面的偏盛或偏衰,从而导致疾病发生。

临床的不同证候也存在阴阳消长的情况。例如，阴盛则见寒证，如受冷后出现胃寒腹痛、腹泻等；阳盛则见热证，如急性肺炎有高热口渴、皮肤红等急性热病症状。阴虚，则"阳"相对突出，因为热属阳，故阴虚多见热证（虚热）；阳虚，则"阴"相对突出，因寒属阴，故阳虚多见寒证（虚寒）。

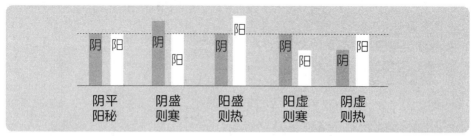

阴阳消长变化关系图 2

相互转化

同一体的阴阳，在一定的条件下，当其发展到一定的阶段，其双方可以各自向其相反方面转化，阴可以转为阳，阳可以转为阴，称之为"阴阳转化"。

如果说"阴阳消长"是一个量变的过程，那么转化便是一个质变的过程。《素问》中说"重阴必阳，重阳必阴""寒极生热""热极生寒"。寒"极"时，便有可能向热的方向转化，热"极"时，便有可能向寒的方向转化。如某些急性热病，由于邪热极重，大量耗伤机体正气，在持续高热的情况下，可以突然出现体温下降、四肢厥冷、脉微欲绝等阴寒危象，这种病症变化即属由阳转阴。

掌握阴阳互根、阴阳消长、阴阳转化的规律，就可以做到执简驭繁，洞察病情的发展规律，从而进行正确的辨证施治。

✳ 阴阳学说在医学中的应用

阴阳学说对中医起着核心指导作用，它既说明了生理、病理的整体观念，也指出了诊断治疗的一般规律。

阴阳与人体生理关系

人体的生理结构和功能都可以用阴阳来概括。

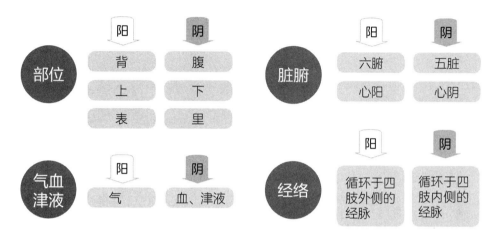

阴阳与人体病理关系

人体若阴阳失衡，就会表现出各种症状。古人对症状的分类，也是用阴阳来表示的。阳（热）证，一般表现为发热、口渴、脉数（快）等。阴（寒）证，一般表现为不发热、口不渴、手足冷、脉迟（慢）等。这就是《黄帝内经》所说的："阳胜则热，阴胜则寒。"

阴阳在诊断上的应用

疾病虽然很多，但在中医看来，其属性不外阴阳两类。从疾病发展部位来看，不在表（阳），就在里（阴）；从疾病性质来看，分为热证（阳）、寒证（阴）；从疾病发展趋势来看，可有实证（阳）、虚证（阴）。分清了疾病的阴阳两个方面，再根据阴阳的盛衰虚实，结合其他辨证法则，就可进行辨证用药。

阴阳在治疗上的应用

阴阳失调是疾病的基本病机，而阴阳偏盛、阴阳偏衰、阴阳互损则是其基本形式，中医治病的原则是协调阴阳，针对不同的失衡状态做相应的纠正，从而恢复阴阳的相对平衡状态。

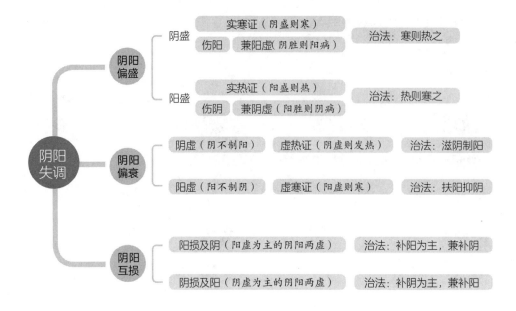

第2课 五行

* 什么是五行

　　五行学说是中国古代的一种朴素的唯物主义哲学思想。五行学说认为：宇宙间的一切事物，都是由木、火、土、金、水五种物质元素组成的，自然界各种事物和现象的发展变化，都是这五种物质不断运动和相互作用的结果。天地万物的运动秩序都要受五行生克制化法则的支配。

　　中医学把五行学说应用于医学领域，以系统结构观点来观察人体，阐述人体局部与局部、局部与整体之间的有机联系，以及人体与外界环境的统一，对于揭示机体内部与外界环境的动态平衡的调节机制，阐明健康与疾病、疾病的诊断和防治规律等有重要作用。

　　五行学说中的木、火、土、金、水，经过发展已经不是这五种具体物质本身，而是五种物质不同属性的概括，即凡具有某种属性的事物即可归于某一行。

	发病描述	病情轻重
木	生发、条达	树木的枝干都是向上向外周舒展的。凡具有生长、生发、条达等性质或作用的事物和现象，归属于木
火	炎热、向上	火具有炎热、上升、光明的特性。凡具有温热、上升、光明等性质或作用的事物和现象，归属于火
土	长养、化育	土具有载物、生化的特性。凡具有生化、承载、受纳性质或作用的事物和现象，归属于土
金	清肃、敛降	金质地刚硬，但有随人意而更改的柔和之性。凡具有沉降、肃杀、收敛等性质或作用的事物和现象，归属于金
水	滋润、下走	水具有滋润、下行的特性。凡具有滋润、下行、寒凉、闭藏等性质或作用的事物和现象，归属于水

* 五行学说的基本内容

五行学说有两种结构模式：一是五行对等的相生相克模式——生克五行；二是以土为中心的土控四行模式——中土五行。下面我们仅对生克五行做一个简要的阐述。

五行的生克制化规律是五行结构系统在正常情况下的自动调节机制，包括以下几种。

（1）**五行相生** 相生即递相资生、助长、促进之意。五行之间互相滋生和促进的关系称作五行相生。

五行相生的次序是：木生火，火生土，土生金，金生水，水生木。

在相生关系中，任何一行都有"生我""我生"两方面的关系，"生我"者为母，"我生"者为"子"。所以五行相生关系又称"母子关系"。以火为例，生"我"者木，木能生火，则木为火之母；"我"生者土，火能生土，则土为火之子。余可类推。

（2）**五行相克** 相克即相互制约、克制、抑制之意。五行之间相互制约的关系称为五行相克。

五行相克的次序是：木克土，土克水，水克火，火克金，金克木。

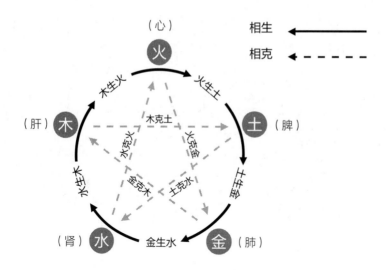

在相克的关系中，任何一行都有"克我""我克"两方面的关系。《黄帝内经》称之为"所胜"与"所不胜"的关系。以土为例，"克我"者木，则木为土"所不胜"。"我克"者水，则水为土"所胜"。余可类推。

在生克关系中，任何一行皆有"生我"和"我生"、"克我"和"我克"两个方面的关系。以木为例，"生我"者水，"我生"者火；"克我"者金，"我克"者土。

（3）五行制化 相生与相克是不可分割的两个方面，生中有克（化中有制），克中有生（制中有化），相反相成，才能维持和促进事物相对平衡协调和发展变化。这种关系即五行制化。

五行制化的规律是：木克土，土生金，金克木；火克金，金生水，水克火；土克水，水生木，木克土；金克木，木生火，火克金；水克火，火生土，土克水。

以相生言之，木能生火，但是木本身又受水所生，这种"生我""我生"的关系是平衡的，而不是绝对的相生，这样就保证了生克之间的动态平衡。

以相克言之，木能克土，金又能克木（我克、克我），而土与金之间，又是相生的关系，所以就形成了木克土、土生金、金又克木的关系。即相克之中寓有相生，如此，当发生相克太过而产生贼害的时候，才能够保持正常的平衡协调关系。

生克制化是一切事物发展变化的正常现象，在人体则是正常的生理状态。

（4）五行相乘 乘，即乘虚侵袭之意。相乘即相克太过，超过正常制约的程度，使事物之间失去了正常的协调关系。五行之间相乘的次序与相克同，但被克者更加虚弱。相克是正常情况下的制约关系，相乘则是异常相克。在人体，相克为生理现象，相乘为病理表现。相乘现象可分两个方面。

其一，五行中任何一行本身不足（衰弱），克它的一行便乘虚侵袭（乘），使它更加不足。以木克土为例：如果土本身不足（衰弱），木就会乘土之虚而克它，使土更虚。

其二，五行中任何一行本身过度亢盛，而原来受它克制的那一行仍处于正常水平，也会出现过度相克的现象。仍以木克土为例：若土本身处于正常水平，但由于木过度亢进，而会出现木亢乘土的现象。

（5）五行相侮　相侮是指五行中的任何一行本身太过，使原来克它的一行反而被它所克制。

相侮现象也表现为两个方面。以木为例：若木过度亢盛，金不仅不能克木，反而被木所克，使金受损，这叫"木反侮金"；若木过度衰弱，不仅金乘木，而且土亦乘木之衰而反侮之，称为"土壅木郁"。

下图以木为例展示了五行相乘相侮的关系。余可类推。

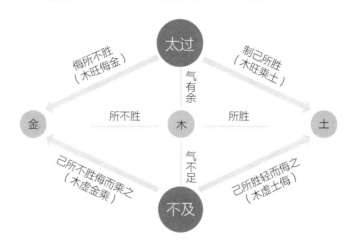

（6）母子相及　母子相及是指五行生克制化遭到破坏后出现的不正常的相生现象。包括母及于子和子及于母两个方面。母及于子与相生次序一致，子及于母则与相生的次序相反。如木影响到火，叫作母及于子；影响到水，则叫子及于母。

＊ 五行学说在中医学中的应用

说明五脏的生理机能及其相互关系

（1）说明人体组织结构的分属　中医学在五行配五脏的基础上，又以类比的方法，根据脏腑组织的性能、特点，将人体的五脏、六腑、五官及体表组织等与五行对应，从而为脏象学说奠定了理论基础。

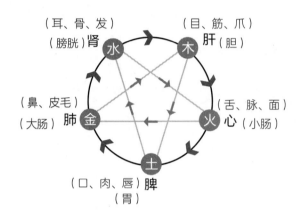

（2）说明脏腑的生理功能　以五行的特性来说明五脏的部分生理功能。例如：木性可曲可直，条顺畅达，有生发的特性，故肝喜条达而恶抑郁，有疏泄的功能。

（3）说明脏腑之间的相互关系　五脏的五行分属，不仅阐明了五脏的功能和特性，而且还运用五行生克制化的理论，来说明脏腑生理功能的内在联系。五脏之间既有相互滋生的关系，又有相互制约的关系。

（4）说明人体与内外环境的统一　事物属性的五行归类，除了将人体的脏腑组织结构分别归属于五行外，同时也将自然的有关事物和现象进行了归属，反映出人体与外界的协调统一。

自然界						五行	人体					
五味	五色	五化	五气	五方	五季		五脏	五腑	五官	五体	五志	五液
酸	青	生	风	东	春	木	肝	胆	目	筋	怒	泪
苦	赤	长	暑	南	夏	火	心	小肠	舌	脉	喜	汗
甘	黄	化	湿	中	长夏	土	脾	胃	口	肉	思	涎
辛	白	收	燥	西	秋	金	肺	大肠	鼻	皮	悲	涕
咸	黑	藏	寒	北	冬	水	肾	膀胱	耳二阴	骨	恐	唾

说明五脏病变的相互影响

人体是一个有机整体，内脏之间相互资生、相互制约，因而在病理上必然相互影响。这种相互影响称为传变。传变可以分为相生传变和相克传变。

（1）相生传变 包括"母病及子"和"子病犯母"两个方面。

	发病描述	病情轻重	举例
母病及子	病邪从母脏传来，侵入子脏，即先有母脏的病变后有子脏的病变	"母病及子"为顺，其病轻	肾（母）阴虚不能滋养肝（子）木，使肝血不足，阴虚生内热
子病犯母	邪从子脏传来，侵入母脏，即先有子脏的病变后有母脏的病变	"子病犯母"为逆，其病重	心（子）火亢盛而致肝（母）火炽盛

（2）相克传变 包括"相乘"和"反侮"两个方面。

	发病描述	病情轻重	举例
相乘	相克太过为病	较重	木旺乘土（肝木克伐脾土），肝气横逆，疏泄太过，影响脾，导致胃失和降之证
相侮	反克为害	较轻	木火刑金（肝火偏旺，影响肺气清肃），既有胸胁疼痛、口苦等肝火过旺之证，又有咳嗽、咳痰等肺失清肃之候

以肝为例，母子相传、相乘、相侮关系如下图所示。

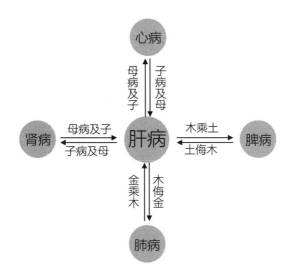

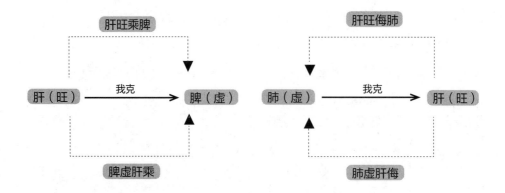

指导疾病的诊断

脏腑有病时，其功能活动及相互关系的异常变化，可以反映到体表相应的组织器官，出现色泽、声音、形态、脉象等方面的异常变化。

① 从本脏所主之色、味、脉来诊断本脏之病。如面青，喜食酸味，脉弦，可以诊断为肝病；面赤，口味苦，脉象洪，可以诊断为心火亢盛等。

② 推断脏腑相兼病变：如脾虚者，面见青色，为木来乘土；心脏疾病患者，面见黑色，为水来乘火等。

指导疾病的治疗

（1）指导脏腑用药　不同的药物有不同的颜色与气味。药物的五色、五味与五脏的关系是以天然色味为基础，以不同性能与归经为依据，按五行归属来确定的。

五脏	对应五色	对应五味
肝	青色	酸味
心	赤色	苦味
脾	黄色	甘味
肺	白色	辛味
肾	黑色	咸味

除色、味外，还必须结合药物的四气（寒、热、温、凉）和升降浮沉等理论综合分析，辨证应用。

（2）控制疾病的传变　运用五行子母相及和乘侮规律，可以判断五脏疾病的发展趋势。一脏受病，可波及其他四脏，他脏有病亦可传给本脏。因此，在治疗时，除对所病本脏进行处理外，还应考虑到其他有关脏腑的传变关系。根据五行的生克乘侮规律，来调整其太过与不及，控制其传变，使其恢复正常的功能活动。

（3）确定治则治法

① 根据相生规律确定治疗原则

治疗原则	释义	适应证
滋水涵木法	滋养肾阴以养肝阴（又称滋养肝肾法）	肾阴亏损而肝阴不足，甚者肝阳偏亢之证
益火补土法	温肾阳而补脾阳（又称温肾健脾法）	肾阳虚弱而致脾阳不振之证
培土生金法	补脾益气而补益肺气（又称补养脾肺法）	脾胃虚弱，不能滋养肺脏而致肺虚脾弱之证
金水相生法	滋养肺肾阴虚（又称补肺滋肾法）	肺虚不能输布津液以滋肾，或肾阴不足，精气不能上滋于肺，而致肺肾阴虚者

② 根据相克规律确定治疗原则　克者属强，被克者属弱，因而，在治疗上同时采取抑强扶弱的手段。

抑强：用于相克太过。抑制其强者，则被克者的功能自然易于恢复。如肝气横逆，犯胃克脾，出现肝脾不调、肝胃不和之证，称为木旺克土，治宜疏肝、平肝。

扶弱：用于相克不及。如肝虚郁滞，影响脾胃健运，称为木不疏土。治宜和肝为主，兼顾健脾，以加强双方的功能。

相克规律确定的常用治疗方法如下表所示。

治疗原则	释义	适应证
抑木扶土法	以疏肝健脾药治疗肝旺脾虚的方法。如疏肝健脾法、平肝和胃法、调理肝脾法	适用于木旺克土之证
培土制水法	用温运脾阳或温肾健脾药治疗水湿停聚为病的方法。又称敦土利水法、温肾健脾法	适用于脾虚不运、水湿泛滥而致水肿胀满之证
佐金平木法	是清肃肺气以抑制肝木的一种治疗方法。又称泻肝清肺法	多用于肝火偏盛，影响肺气清肃之证（木火刑金）
泻南补北法	即泻心火滋肾水。又称滋阴降火法（因心主火，火属南方；肾主水，水属北方，故称本法为泻南补北法，此为水不制火时的治法）	适用于肾阴不足，心火偏旺，水火不济，心肾不交之证

（4）指导针灸取穴 将手足十二经四肢末端的穴位分属于五行，即井、荥、输、经、合五种穴位对应木、火、土、金、水。临床根据不同的病情以五行生克乘侮规律进行选穴治疗。

（5）指导情志疾病的治疗 情志生于五脏，五脏之间有生克关系，所以情志之间也存在生克关系。情志在病理上和内脏有密切关系，故在临床上可以用情志的相互制约关系来达到治疗的目的。如"怒伤肝，悲胜怒……喜伤心，恐胜喜……思伤脾，怒胜思……忧伤肺，喜胜忧……恐伤肾，思胜恐"（《素问·阴阳应象大论》）。即所谓以情胜情。

需要注意的是，并非所有的疾病都可用五行生克这一规律来治疗，机械地生搬硬套，很可能贻误诊治时机。我们在使用这一理论时，既要正确地掌握五行生克的规律，又要根据具体病情进行辨证施治。

第3课 藏 象

藏象学说是研究脏腑形体官窍的形态结构、生理活动规律及其相互关系的学说。它认为人体是以心、肝、脾、肺、肾五脏为中心，以胆、胃、大肠、小肠、膀胱、三焦六腑相配合，以气血精津液为物质基础，通过经络内而五脏六腑、外而形体官窍所构成的五个功能活动系统。

＊ 藏象学说

什么是藏象

"藏"，是指隐藏于人体内的脏腑器官，包括五脏、六腑和奇恒之腑。"象"，一是指内脏的解剖形态；二是指内脏的生理功能、病理变化反映于外的征象。

"象"是"藏"的外在反映，是生理和病理现象。"藏"是"象"的内在本质，两者合成藏象。藏象学说，就是通过观察人体的生理、病理表现于外的征象来研究人体脏腑解剖结构、物质基础、生理功能、病理变化及其相互关系的学说。

藏象学说是以五脏为中心的整体观，体现在以五脏为中心的人体自身的整体性及五脏与外界环境的统一性两个方面。

下表反映了五脏与形、窍、志、液、时的关系。

五脏	形	窍	志	液	时
心	脉	面	喜	汗	夏
肝	筋	目	怒	泪	春
脾	肉	口	思	涎	长夏
肺	皮	鼻	悲、忧	涕	秋
肾	骨	耳、二阴	惊、恐	唾	冬

① 以五脏为中心的人体自身的整体性。藏象学说以五脏为中心，认为人体是一个极其复杂的有机整体，人体各组成部分之间在形态结构上不可分割，在生理功能上相互协调，在物质代谢上相互联系，在病理变化上相互影响。

② 五脏与外界环境的统一性。五脏与外界环境的统一包括与自然环境和社会环境的统一两个方面。

＊ 五脏

肝、心（心包络）、脾、肺、肾合称五脏。五脏属于实体性器官，主"藏精气"，即生化和储藏气血、津液、精气等精微物质，主持复杂的生命活动。其中，心的生理功能起着主宰作用。

心

心为君主之官，是五脏六腑之主。

附：心包络

心包络，即心脏外面的包膜，有保护心脏，代心受邪的作用。外邪侵袭于心时，首先侵犯心包络，故心包络受邪的临床表现与心是一致的。在温病学说中，就将外感热病中所出现的神昏、谵语等病症，称之为"热入心包"。

心的功能	心的病理表现
主血脉——行血以输送营养物质；生血，使血液不断地得到补充 主藏神——血液是神志活动的物质基础，心主血脉的功能异常，必然出现神志的改变	心气不足：面色无华、脉象细弱无力
	心阳不足：舌质淡白胖嫩、自汗
	心阴不足：五心烦热、盗汗、心悸、失眠多梦、颧红、咽干
	心血亏虚：面色和舌色淡白无华、脉细无力、心悸心慌
	心血瘀阻：面色青紫、舌质紫暗有瘀点或瘀斑、脉涩或结代、心前区憋闷或刺痛
	心火上炎：口舌生疮、失眠心烦、面红目赤、小便赤黄有热感、口渴
	心不藏神：精神意识思维活动异常，如失眠多梦、神志不宁、谵语、狂乱、反应迟钝、昏迷

肺

肺覆盖着其他脏腑，在五脏六腑中位置最高，故称为华盖。

肺的功能	肺的病理表现
主气——吸入清气，呼出浊气 主行水——肺气的宣发和肃降推动全身津液的输布和排泄 朝百脉——全身血液经肺的呼吸进行气体交换后运行于全身 主治节——肺气可治理和调节肺的呼吸及全身之气血津液	肺失宣肃 ①肺气不宣：鼻塞、咳嗽、恶寒、发热无汗等 ②肺失清肃：胸闷、气促、咳嗽、痰多等
	肺气不足 ①呼吸机能减退：咳嗽、气短、声低、息微，甚则喘促、呼吸困难等 ②水液停聚：咳痰清稀甚则聚痰成饮，甚则水肿 ③卫阳虚弱：表虚自汗、畏寒等
	肺阴亏损：干咳无痰或痰少而黏、气短、潮热盗汗、颧红升火、五心烦热，甚则痰中带血

脾

脾为仓廪之官，后天之本，与胃相表里。脾主运化，主生血统血，主升清。

脾的功能	脾的病理表现
主运化——将水谷转化为精微，并转输到全身 主生血统血——控制血液在经脉中运行而不外溢 主升清——将水谷精微等营养物质向上输入心肺而营养全身。脾气上升还能维持内脏位置稳定	脾气虚：食欲不振、纳食不化、腹胀便溏、四肢倦怠乏力或轻度浮肿
	中气下陷：眩晕体倦、内脏下垂、久泄脱肛、便意频数、小便淋漓难尽等
	脾不统血：便血、月经淋漓不断或忽然大下、月经过多、皮肤出血等各种慢性出血
	脾阳不振：形寒肢冷、脘腹冷痛、喜热食、泄泻、体肿
	脾虚湿困：脘腹闷痛、四肢困倦、纳食减少、口淡乏味或口黏不渴，甚或恶心欲吐、大便不实，甚或浮肿
	脾阴虚：食欲减退、唇干口燥、大便秘结、胃脘灼热、形体消瘦、舌红少苔等

肝

肝为将军之官，刚脏，体阴而用阳。

肝的功能	肝的病理表现
主疏泄——疏通、畅达全身气机 主藏血——贮藏血液，调节血量	疏泄不及：胸胁、乳房、少腹（小腹两旁）、前阴等部位胀痛，抑郁、多疑、善虑
	疏泄太过：头目胀痛、面红目赤、急躁易怒，甚至出现吐血、咯血、昏厥
	肝血不足：肢体麻木、屈伸不利、筋脉拘急、手足震颤、爪甲枯薄脆裂
	肝风内动：两目斜视、四肢抽搐、手足震颤、牙关紧闭、角弓反张（角弓反张：因背部肌肉抽搐而导致身体向后挺仰，状如弯弓）
	肝阴亏损：胁痛目涩、视力减退、五心烦热、潮热盗汗、口燥咽干
	肝火上炎：头晕胀痛、耳鸣、面红、目赤肿痛、急躁易怒、心烦不眠或多梦、口苦口干、便秘、尿短黄，或胁肋灼痛
	肝经湿热：目眵增多、右胁肋部胀痛、尿黄、舌红、苔黄腻
	肝经风热：迎风流泪、脾气暴躁、头晕眼花

肾

肾为先天之本，五脏六腑之本，主一身之阴阳（肾阴、肾阳）。

肾的功能	肾的病理表现
主藏精——贮藏和分配先天之精和后天之精 主水液——肾阳"气化"水液，促进水代谢 主纳气——摄纳肺吸入之气而调节呼吸	肾精不足：牙齿松动、生长发育迟缓、性机能减退或早衰、耳鸣、耳聋、衰老加快
	肾阴不足：潮热盗汗、五心烦热、腰膝酸痛、遗精早泄、便秘、心烦不安、口咽干燥、舌红少津、脉象细数
	肾阳不足：畏寒肢冷、腰膝冷痛、性机能减退、泄泻、面色苍白、精神萎靡、反应迟钝等
	肾气不足：呼多吸少、气短喘促、动则喘甚

* 六腑

六腑，属于管腔性器官，其功能主要是受纳和腐熟水谷，传化和排泄糟粕，故有六腑"以降为顺，以通为用"之说。

 胆

胆附于肝，内贮胆汁，为肝之精气所化生，故称为精汁。胆虽为六腑之一，但胆藏精汁，又与五脏藏精气作用相似，由于这个生理特点，所以胆又属于奇恒之腑。

胆的功能	胆的病理表现
助运化——贮藏和排泄胆汁以助运化 主决断——影响自我意识和言行上的准确及果敢	胆气上逆：口苦、呕吐苦水
	胆汁排泄不畅：肋下胀痛、食欲减退、厌食、腹胀便稀、呕吐黄绿水
	肝胆湿热：肋痛、口苦、黄疸（身黄、目黄、尿黄）等
	胆气虚弱：言行失准、优柔寡断
	胆热痰扰：心悸（自觉心跳快而强的不适感）、失眠、遇事易惊、多梦

胃

胃因容纳饮食物之故称为"水谷之海",因气血津液来源于饮食物化生的营养,故又称"气血之海"。

胃的功能	胃的病理表现
主受纳和腐熟——接受和容纳饮食物,初步消化,形成食糜 主通降——将食糜下传小肠	胃失通降:纳呆脘闷、胀满疼痛、大便秘结
	胃气上冲:恶心、呕吐、呃逆、嗳气、厌食等
	胃气虚弱:胃脘胀痛、厌食纳呆、食物消化不良、大便稀溏
	胃火亢盛:腐熟功能亢进,则消谷善饥、胃中嘈杂、饥肠辘辘
	胃阴不足:口渴、饥不欲食、胃脘嘈杂

小肠

小肠为受盛之官,与心有经络相通,相为表里。

小肠的功能	小肠的病理表现
主受盛化物——消化水谷,转化为营养物质	化物功能失常:腹胀、腹泻、便溏(较稀的大便)
主分别清浊——吸收饮食精微,使糟粕向下	分别清浊功能失常:水谷混杂、大便稀薄、小便赤短

大肠

大肠为传导之官,以通为用,与肺有经脉相连,相为表里。

大肠的功能	大肠的病理表现
主传导糟粕——再次吸收小肠下移的食物残渣,形成粪便 主津——重新吸收小肠下移的食物残渣中的水分	传导失常:大便秘结或泄泻
	湿热蕴结:腹痛、里急后重、下痢脓血
	虚寒:肠鸣、腹痛、泄泻等
	实热:肠道失润、大便干燥、秘结不通

膀胱

膀胱为州都之官，与肾相表里。

膀胱的功能	膀胱的病理表现
贮存尿液——起到容器的作用	津液缺乏：小便短少
	肾气不固、膀胱失约：尿频、遗尿、甚至尿失禁
排泄小便——达到一定容量时，通过肾的气化作用排出体外	肾气不足，膀胱不利：尿痛、尿涩，甚至癃闭（小便量少，点滴而出，甚至闭塞不通）

三焦

三焦是分布于胸腹腔的一个大腑，是指腹腔中的肠系膜及大小网膜等组织，充填于脏腑之间，结构松散，是上焦、中焦、下焦的合称。三焦为决渎（疏浚水道）之官。体内气和水液的升降出入，是以三焦为通道，肺、脾、肾等脏腑协同完成的。

上焦主宣发卫气、布散精微。上焦因接纳精微而布散，称为"**上焦主纳**"。

中焦主运化水谷、化生气血。因中焦运化精微，称为"**中焦主化**"。

下焦主分别清浊、排泄废物。因下焦疏通二便，排泄废物，称为"**下焦主出**"。

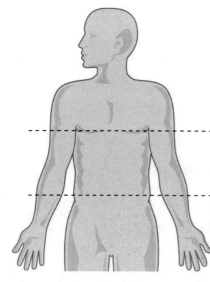

上焦 膈以上部位，包括心与肺

中焦 膈以下至脐以上部位，主要包括脾、胃

下焦 脐以下至二阴部位，包括肝、肾、胆、大小肠、膀胱

* 奇恒之腑

奇恒之腑，即不同于常规脏腑的腑，形态似腑，中空管腔，功能似脏，主藏精气。似脏非脏，似腑非腑，故称为奇恒之腑。包括脑、髓、骨、脉、胆、女子胞。除胆外，其余既无表里配合，又无五行配属，而与奇经八脉有关。

脑

脑，即脑髓，由髓汇聚而成，故称"髓海"。脑髓不但与脊髓相通，上至脑，下至尾骶，皆精髓升降之通道，且与全身精微有关。

脑的生理功能：

① 脑藏元神：元神由先天之精化生，在人出生之前，随性而生，藏于脑中。

② 脑主精神思维：中医学认为心主神志，提出元神与心神都与精神、意识、思维活动有关。脑具有主持精神思维活动的功能。

③ 脑主感觉运动：眼、耳、鼻、口、舌等五脏外窍，皆位于头面部，感觉归于脑。脑藏元神，神能驭气，散动觉之气于筋而达百节，令之运动，故脑统领肢体运动。

髓

髓，指的是骨头空腔中像胶状的东西，包括骨髓、脊髓和脑髓。髓以父母的先天之精为物质基础，在成长过程中得到后天之精（水谷精微）的不断补充。

髓的生理功能：

① 充养脑髓：脑为髓海，先天之精和后天之精不断地补益充养脑髓。

② 滋养骨骼：骨髓能充养骨骼，使之坚壮刚强。故有"骨为髓府，髓藏骨中，骨得髓养"之说。

③ 化生血液：骨髓是造血器官，骨髓可以生血。

骨，指骨腔，内藏骨髓。

骨的生理功能：

① 贮藏骨髓。

② 支持形体：骨具有坚刚之性，能支持形体，保护脏腑。

③ 主管运动：筋肉的张缩支配骨骼的收展，形成人体的运动。

脉

脉，指脉管，与心在结构上直接相连，为气血运行的通道。心主血，肺主气，脉运载血气，三者合作完成气血的循环运行。

脉的生理功能：

① 运行气血：脉为血之府，约束和促进气血循着一定的轨道和方向运行。

② 传递信息：心气推动血液在脉管中流动时产生的搏动，称为脉搏。人体脏腑组织通过动脉血管和静脉血管与血脉息息相通，气血之多寡、脏腑功能之盛衰，均可通过脉搏反映出来。因此，脉搏是全身信息的反映。

胆

（见六腑部分）

女子胞

女子胞又称子宫，是女性内生殖器官。女子胞的生理功能有两个：主持月经、孕育胎儿。

＊ 脏腑之间的关系

心与肺

心主血脉，上朝于肺，肺主宗气，贯通心脉，两者相互配合，保证气血的正常运行，维持机体各脏腑组织的新陈代谢。所以说，气为血之帅，气行则血行；血为气之母，血至气亦至。

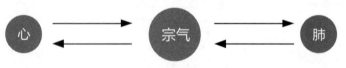

心主行血，有助肺的呼吸

心 → 宗气 → 肺

肺主呼吸，推动心的行血

心与脾

心主血而行血，脾主生血又统血，所以心与脾的关系，主要是主血与生血、行血与统血的关系。

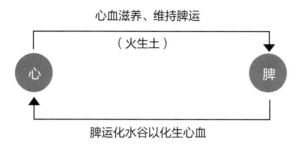

心与肝

心主血，肝藏血；心主神志，肝主疏泄，调节精神情志。所以，心与肝的关系，主要是主血和藏血，主神志与调节精神情志之间的相互关系。

心与肝之间的关系，主要表现在血液和神志两个方面。

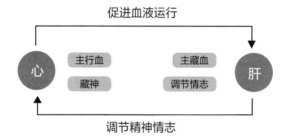

心与肾

心肾之间相互依存、相互制约的关系，称为心肾相交，又称水火相济、坎离交济。心肾这种关系遭到破坏，形成的病理状态，称为心肾不交。

心与肾之间，在生理状态下，是以阴阳、水火、精血的动态平衡为其重要条件的。具体体现在水火既济、精神互用、君相安位（君火、相火各安其位，则心肾上下交济）三个方面。

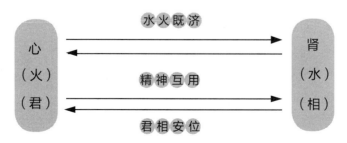

肺与脾

脾主运化，为气血生化之源；肺司呼吸，主一身之气。脾主运化，为胃行其津液；肺主行水，通调水道，所以脾和肺的关系，主要表现在气和水之间的关系。

脾和肺的关系主要表现于气的生成和津液的输布两个方面。

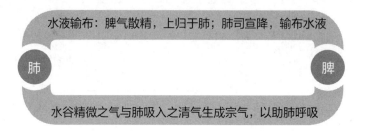

肺与肝

肝主升发，肺主肃降，肝升肺降，气机调畅，气血流行，脏腑安和，所以二者关系到人体的气机升降。

肝和肺的关系主要体现于气机升降和气血运行方面。

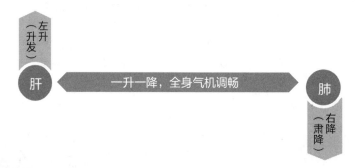

肺与肾

肺属金，肾属水，金生水，故肺肾关系称之为金水相生，又名肺肾相生。肺为水上之源，肾为主水之脏；肺主呼气，肾主纳气。所以肺与肾的关系，主要表现在水液代谢和呼吸运动两个方面。

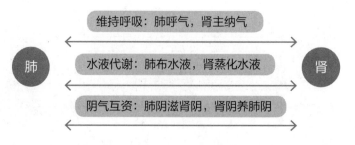

肝与脾

肝主疏泄，脾主运化；肝藏血，脾生血统血。因此，肝与脾的关系主要表现为疏泄与运化、藏血与统血之间的相互关系。

肝与脾的关系具体体现在消化和血液两个方面。

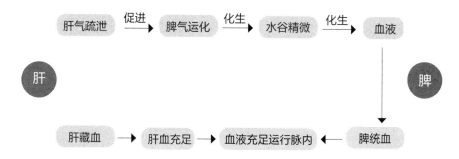

肝与肾

肝藏血，肾藏精；肝主疏泄，肾主闭藏。肝肾之间的关系称之为肝肾同源，又称乙癸同源。肝肾之间，阴液互相滋养，精血相生。

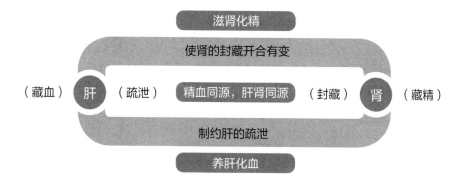

脾与肾

脾为后天之本，肾为先天之本，脾与肾的关系是后天与先天的关系。后天与先天是相互资助、相互促进的。

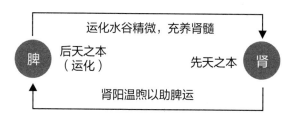

心与小肠

心与小肠通过经脉的相互络属构成脏腑表里关系。心主血脉，为血液循行的动力和枢纽；小肠为受盛之府，承受由胃腑下移的饮食物并进一步消化，分清别浊。心火下移于小肠，则小肠受盛化物、分别清浊的功能得以正常进行。小肠在分别清浊的过程中将清者吸收，通过脾气升清而上输心肺，化赤为血，使心血不断地得到补充。

肺与大肠

手太阴肺经属肺络大肠，手阳明大肠经属大肠络肺，肺和大肠通过经脉的相互络属，构成脏腑表里关系。

肺主气、主行水，大肠主传导、主津，故肺与大肠的关系主要表现在传导和呼吸方面。

传导：大肠的传导功能有赖于肺气的清肃下降。肺气清肃下降，大肠之气亦随之降，以发挥其传导功能，使大便排出。肺主行水、通调水道，与大肠主津、重新吸收剩余水分的作用相互协作，参与水液代谢的调节，从而保证大便正常排泄。

呼吸：肺司呼吸，肺气以清肃下降为顺。大肠为六腑之一，六腑以通为用，其气以通降为贵。肺与大肠气化相通。肺气和利，呼吸调匀，则大肠腑气畅通。反之，大肠之气通降，肺气才能维持其宣降之性。

脾与胃

脾与胃通过经络互相联络而构成脏腑表里配合关系。脾胃为后天之本，二者之间的关系，具体表现在纳与运、升与降、燥与湿几个方面。

纳运相得：胃的受纳和腐熟，是为脾之运化奠定基础；脾主运化，消化水谷，转输精微，是为胃继续纳食提供能源。两者密切合作，才能完成消化饮食、输布精微，发挥供养全身之用。

升降相因：脾胃居中，为气机上下升降之枢纽。脾运化和输布水谷精微，并借助心肺的作用以供养全身。胃主受纳腐熟，将受纳的饮食物初步消化后，向下传送到小肠，并通过大肠使糟粕浊秽排出体外，从而保持肠胃虚实更替的生理状态。

燥湿相济：脾性喜温燥而恶阴湿，胃性柔润而恶燥。燥湿相济，脾胃功能正常，饮食水谷才能消化吸收。

肝与胆

肝与胆在五行均属木，经脉又互相络属，构成脏腑表里关系，主要表现在消化功能和精神情志活动方面。

消化功能： 肝主疏泄，分泌胆汁；胆附于肝，贮藏、排泄胆汁。肝胆共同合作，使胆汁疏泄排到肠道，以帮助脾胃消化食物。

精神情志： 肝主疏泄，调节精神情志；胆主决断，与人之勇怯有关。肝胆两者相互配合、相互为用，人的精神意识思维活动才能正常进行。

肾与膀胱

肾为水脏，膀胱为水腑，在五行同属水。两者密切相连，又有经络互相络属，构成脏腑表里相合的关系。

肾司开合，为主水之脏，主津液，开窍于二阴；膀胱贮存尿液，排泄小便。膀胱的气化功能，取决于肾气的盛衰。肾气充足，固摄有权，则尿液能够正常地生成，并下注于膀胱贮存；膀胱开合有度，则尿液能够正常地贮存和排泄。肾与膀胱密切合作，共同维持体内水液代谢。

第4课 精气血津液神

精、气、血、津液是生命的基本物质，也是人体脏腑、经络、形体、官窍生理活动的物质基础。神是人体生命活动的主宰及其外在总体表现的统称。神的产生以精、气、血、津液为基础，又对这些基本物质的代谢有重要的调节作用。

✻ 精

精泛指构成人体和维持生命活动的基本物质，分为先天之精和后天之精。先天之精即生殖之精，禀受于父母，构成人体的原始物质。后天之精源于饮食，通过脾胃的运化及脏腑的生理活动化为精微，并转输到五脏六腑，故称为五脏六腑之精。

精的功能大致有五个方面。

（一）繁衍生殖

由先天之精在后天之精的资助下生成的生殖之精，是繁衍后代的物质基础，其中蕴藏着男女双方的遗传信息，对子代的终生发育，如体质的强弱、形体特征乃至寿命的长短等都有较强的作用。

肾精是产生生殖之精的物质基础。先天之精与经过脏腑代谢后的后天之精共同贮藏于肾中，组成肾精，随着肾精的不断充盛，化生肾气以促进形体的生长发育，到一定年龄即产生天癸这种物质，后者具有促进人体生殖器官发育和生殖能力成熟的作用，使新的个体又具备了生殖机能。因此，肾精不仅产生生殖之精，而且化生肾气以促进生殖。所以，肾精充足，则生殖能力强；肾精不足，则会导致生殖能力的下降。故补肾填精是临床上治疗不育、不孕等生殖机能低下的重要方法。

（二）濡润脏腑

人受水谷之气以生，饮食经脾胃消化吸收，转化为精。水谷精微不断地输布到五脏六腑等全身各组织器官之中，起着滋养作用，维持人体的正常生理活动。其剩余部分则归藏于肾，储以备用。肾中所藏之精，既贮藏又输泄，如此生生不息。所以中医有"久病必穷肾"之说，故疾病末期常需补益肾精。

◆ **生殖之精与肾精的区别**

生殖之精虽然以肾精为物质基础，但二者又有所不同。

·肾精存在于生命的全过程，作为生命的物质基础，其盛衰对健康有重大影响；生殖之精只存在于育龄期，作为繁衍后代的物质基础，其质量只对子代产生影响。

·肾精宜藏不宜泻，而生殖之精则遵循"精满必泄"的规律，定时或非定时地排出体外。另外，肾精可化为肾气，分为肾阴和肾阳，推动和调控全身脏腑的功能活动。

（三）化血

精生髓，髓可化血，精足则血充，精亏则血虚，故有精血同源之说。此外，精作为生命物质，可单独存在于脏腑组织中，亦可不断融合于血液中。所以，临床上常用血肉有情之品补益精髓以治疗血虚证。

（四）化气

精作为构成人体和维持人体生命活动的有形精微物质，其维持生命活动的形式之一，就是精化气的转化过程。先天之精可以化生先天之气（元气），后天之精可以化生为水谷精气，再加上肺吸入的自然界清气，融合而成一身之气。气不断地推动和调节控制着人体的新陈代谢，维系生命活动。精化生气，气有保卫机体、抵御外邪入侵的作用。所以，精足则正气旺盛，抗病力强，不易受病邪侵袭。

（五）化神

精是化生神的物质基础，不管是人体整体生命活动的广义之神，还是人体心理活动的狭义之神，其产生都离不开精这一生命活动的基本物质。如《灵枢·平人绝谷》所说："神者，水谷之精气也。"因此，只有积精，才能全神，这是生命存在的根本保证。反之，精亏则神疲，精亡则神散，而生命活动终结。

* **气**

气是一种至精至微的物质，是构成自然万物的原始材料。人和自然万物一样，也是天地自然之气合乎规律的产物。因此，气也是构成人体生命最基本的物质。

人体之气的生成和分类

人体的气，从其本源看，是由先天之精气、水谷之精气和自然界的清气三者相结合而成的。气的生成有赖于全身各脏腑组织的综合作用，其中与肺、脾胃和肾等脏腑的关系尤为密切。

（一）肺为气之主

肺吸入的清气，与脾胃所运化的水谷精气，在肺内结合而积于胸中，形成宗气。宗气通达内外，周流一身，以维持脏腑组织的正常生理功能，从而又促进了全身之气的生成。

（二）脾胃为气血生化之源

饮食经脾胃化生为水谷之精气，由脾上输于肺，布散全身，以营养五脏六腑，维持正常的生命活动。

（三）肾为生气之源

肾藏精气，为全身之气的生成奠定物质基础，还能促进后天之精的生成，使五脏六腑有所禀受而气不绝。

总之，气的生成，一靠肾中精气、水谷精气和自然界清气供应充足；二靠肺、脾胃、肾三脏功能的正常，其中以脾、肺更为重要。故临证所谓补气，主要是补脾肺两脏之气。

人体之气可分为元气、宗气、营气和卫气。元气在生命之初源于父母之精，是生命物质系统中最高层次、最根本的气，对人体的代谢和机能起推动和调节作用；宗气、营气、卫气均来自后天的水谷精气与清气，能供给人体以营养和动力。

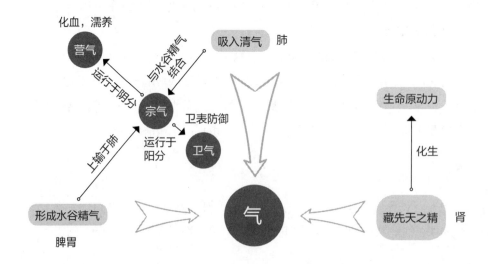

气的功能

（一）推动作用

气是活力很强的精微物质，能激发和促进人体的生长发育以及各脏腑、经络等组织器官的生理功能，能推动血液的生成、运行，以及津液的生成、输布和排泄等。

（二）温煦作用

气是机体热量的来源，是体内产生热量的物质基础。其温煦作用是通过激发和推动各脏腑器官生理功能，促进机体的新陈代谢来实现的。气分阴阳，具有温煦作用者，谓之阳气。具体言之，气的温煦作用是通过阳气的作用而表现出来的。

（三）防御作用

气的防御作用是指气护卫肌肤、抗御邪气的作用。人体机能总称正气。正气代表人体的抗病能力，邪气表示一切致病因素，正气不能抵御邪气的侵袭，即产生疾病。所以说"正气存内，邪不可干"。

气的防御作用主要体现在三个方面。

① 护卫肌表，抵御外邪。

② 正邪交争，驱邪外出。

③ 自我修复，恢复健康。

（四）固摄作用

气对血、津液、精液等液态物质有稳固、统摄，以防止无故流失的作用。

① 气能摄血，约束血液，使之循行于脉中，而不至于逸出脉外。

② 气能摄津，约束汗液、尿液、唾液、胃肠液等，调控其分泌量或排泄量，防止其异常丢失。

③ 固摄精液，使之不因妄动而频繁遗泄。

④ 固摄脏腑经络之气，使之不过于耗失，以维持脏腑经络的正常功能活动。气的固摄作用实际上是通过脏腑经络的作用而实现的。

（五）营养作用

气能为机体脏腑功能活动提供营养物质，具体表现在三个方面。

① 水谷精微为化生气血的主要物质基础，气血是维持全身脏腑经络机能的基本物质。因此，水谷精气为机体生命活动所必需的营养物质。

② 气通过卫气以温养肌肉、筋骨、皮肤、腠理。

③ 气通过经络之气，起到输送营养、濡养脏腑经络的作用。

（六）气化作用

中医学上的气化有两重含义：一是指自然界六气的变化；二是泛指人体内气的运行变化。在气的作用下，脏腑的功能活动、精气血津液等不同物质之间相互化生，维持着生命活动。

人体的气化运动是永恒的，存在于生命过程的始终，所以，气化运动是生命最基本的特征。如果气的气化作用失常，则能影响整个物质代谢过程。

﹡ 血

血是构成人体和维持人体生命活动的基本物质之一。血主于心，藏于肝，统于脾，布于肺，根于肾，在脉内营运不息，充分发挥灌溉一身的生理效应。

血的生成

津液和营气都来自于饮食物经脾和胃的消化吸收而生成的水谷精微。所以，就物质来源而言，水谷精微和精髓是血液生成的主要物质基础。

血液的化生，除了上述物质基础，还必须有脾胃、心肺、肝肾等脏腑的共同作用。故临床上常用补养心血、补益心脾、滋养肝血和补肾益髓等法以治血虚之候。

血的循环

血液正常循行需要两种力量：推动力和固摄力。推动力是血液循环的动力，体现在心主血脉、肺助心行血及肝的疏泄功能方面。固摄力保障血液不致外溢，体现在脾统血和肝藏血功能方面。这两种力量的协调平衡维持着血液的正常循行。若推动力量不足，则可出现血液流速缓慢、滞涩，甚者血瘀等改变；若固摄力量不足，则可导致血液外溢，出现出血。

血的功能

（一）濡养作用

全身各部分无一不是在血的濡养作用下而发挥功能的。如鼻能嗅、眼能视、耳能听、喉能发音、手能摄物等都是在血的濡养作用下完成的。

血的濡养作用可以从面色、肌肉、皮肤、毛发等方面反映出来。血的濡养作用正常，则面色红润、肌肉丰满壮实、肌肤和毛发光滑等。当血的濡养作用减弱时，机体除脏腑功能低下外，还可见到面色不华或萎黄、肌肤干燥、肢体或肢端麻木、运动不灵活等临床表现。

（二）化神作用

血是机体精神活动的主要物质基础。无论何种原因形成的血虚或运行失常，均可以出现不同程度的神志方面的症状。心血虚、肝血虚，常有惊悸、失眠、多梦等神志不安的表现，失血甚者还可出现烦躁、恍惚、癫狂、昏迷等神志失常的改变。可见血液与神志活动有着密切关系，所以说"血者，神气也"（《灵枢·营卫生会》）。

* 津液

津液是人体一切正常水液的总称，包括各脏腑组织的正常体液和正常的分泌物，比如胃液、肠液、唾液、关节润滑液等，习惯上也包括代谢产物中的尿、汗、泪等。在体内，除血液之外，其他所有正常的水液均属于津液范畴。津液以水分为主体，含有大量营养物质，是构成人体和维持人体生命活动的基本物质。

津液的生成和代谢

（一）津液的生成

津液的生成、输布和排泄，是一个涉及多个脏腑一系列生理活动的复杂的生理过程。津液来源于饮食，是通过脾、胃、小肠和大肠消化吸收饮食中的水分和营养而生成的。其具体过程如下。

津液的生成取决于两方面的因素：一是充足的饮食物，这是生成津液的物质基础；二是脏腑功能正常，特别是脾胃、大小肠的功能正常。其中任何一方面因素的异常，均可导致津液生成不足，引起津液亏乏的病理变化。

（二）津液的输布与排泄

津液的输布主要依靠脾、肺、肾、肝、心和三焦等脏腑生理功能的综合作用而完成。

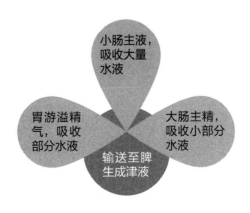

输布	脾气散精	将津液上输于肺而布全身 直接将津液向四周布散全身
	肺主行水	宣发功能将津液输至上部和体表 肃降功能将津液输至脏腑
	肾主水	肾阳蒸化调控这个水液代谢过程 代谢水液，清者上升，浊者化为尿液
	肝主疏泄	气机调畅，则气行水行
	三焦决渎	津液运行的通道 三焦气治，则水道通畅
	心主血脉	津充脉道，赖心气推动至全身

排泄
肺气宣发，将津液输布到体表，由汗孔排出
呼气也带走部分津液
肾与膀胱配合，形成尿液并排出体外
大肠排出的粪便中也带走一些津液

津液的功能

（一）滋润濡养

津液具有营养功能。分布于体表的津液，能滋润皮肤、温养肌肉，使肌肉丰润，毛发光泽；体内的津液能滋养脏腑，维持脏腑的正常功能；注入孔窍的津液，使九窍滋润；流入关节的津液，能温利关节；渗入骨髓的津液，能充养骨髓和脑髓。

（二）充养血液

津液经孙络渗入血脉之中，成为化生血液的基本成分之一。津液使血液充盈，并濡养和滑利血脉，而血液环流不息。

（三）调节阴阳

在正常情况下，人体阴阳之间处于相对的平衡状态。津液作为阴精的一部分，对调节人体的阴阳平衡起着重要作用。

人体根据体内的生理状况和外界环境的变化，通过津液调节使机体保持正常状态，以适应外界变化。如寒冷的时候，皮肤汗孔闭合，津液不能排出体外，而下降入膀胱，使小便增多；夏暑季节，汗多则津液减少下行，使小便减少。机体以此调节阴阳平衡，维持正常生命活动。

（四）排泄废物

津液在其自身的代谢过程中，能把机体的代谢产物通过汗、尿等方式不断地排出体外，使机体各脏腑的气化活动正常。若这一作用受到损害和发生障碍，就会使代谢产物潴留于体内，而产生痰、饮、水、湿等多种病理变化。

神

人体之神，是指人体生命活动的主宰及其外在总体表现的统称。

精、气、血、津液是生成神的源头，是神产生的物质基础。如果人体精、气、血、津液充足，精神状态就好，神志、意识都是正常的；如果这些来源不足，人的精神状态、思维、意识、情感都会出现问题。精、气、血、津液充足，脏腑功能就强健，神就会旺；精、气、血、津液不足，脏腑功能减退，神则衰。所以治疗神方面的疾患，就要首先调整精、气、血、津液。

神的作用主要有三个。首先，它可以调节精、气、血、津液的代谢。因为神就是由这些物质产生的，它可以反作用于这些物质，统领调控这些物质在体内的正常代谢。第二，神能调节脏腑的生理功能。第三，神主宰人体的生命活动。人的所有精神活动以及生理运转都是由神来主宰的。

精气血津液神之间的关系

精、气、血、津液等均是构成人体和维持人体生命活动的基本物质，均赖脾胃化生的水谷精微的不断补充，在脏腑组织的功能活动和神的主宰下，它们之间又相互渗透、相互促进、相互转化。在生理功能上，它们之间又存在着相互依存、相互制约和相互为用的密切关系。

气与血的关系

气属阳，主动，主煦之；血属阴，主静，主濡养。这是气与血在属性和生理功能上的区别。但两者都源于脾胃化生的水谷精微和肾中精气，在生成、输布（运行）等方面关系密切。

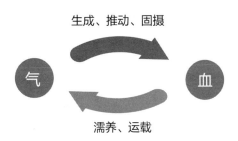

气与津液的关系

气和津液均源于脾胃所运化的水谷精微，在其生成和输布过程中有着密切的关系。气能生津、气能行津、气能摄津，同时津能生气，也能载气。

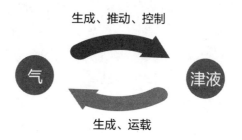

精气血津液之间的关系

精气血津液之间存在同源、互化等复杂的关系。

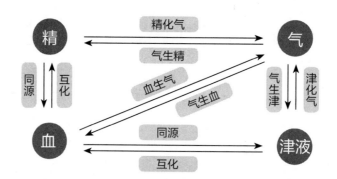

精气神之间的关系

精、气、神三者之间存在着相互依存、相互为用的关系。气能生精摄精，精能化气，精气化神，神能驭精。因此，精气神三者之间可分不可离，称为人身"三宝"。

精、气、神的关系可总结为气能生精、精能化气、神驭精气。

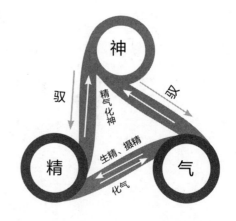

第5课 病因

病因可分为外感和内伤两大类。外感病因，是指由外而入，或从皮毛，或从口鼻，侵入机体，引起外感疾病的致病因素。内伤病因，指因人的情志或行为不循常度，超过人体自身调节范围，直接伤及脏腑，导致脏腑气血阴阳失调。

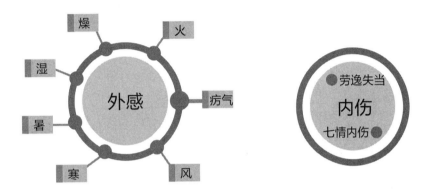

＊ 六淫

何为六淫

六淫是风、寒、暑、湿、燥、火六种外感病邪的统称。风、寒、暑、湿、燥、火六种正常的自然界气候称为六气，正常的六气一般不易使人发病。但如果气候变化异常，六气发生太过或不及，或非其时而有其气（如春天当温而反寒，冬季当寒而反热），以及气候变化过于急骤（如暴寒暴暖），超过了一定的限度，机体不能与之相适应的时候，就会导致疾病的发生。此时便可称其为"六淫"。

外感六淫与内生五邪

外感六淫属外感病的致病因素，称之为外邪。内生五邪，则是指脏腑阴阳气血失调所产生的内风、内寒、内湿、内燥、内热（火）五种病理变化。

外感六淫与内生五邪虽有区别，又有密切联系。

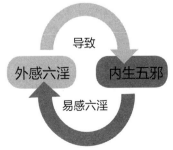

六淫伤人，由表入里，损及脏腑，则易致内生五邪之害。内生五邪，脏腑功能失调，则又易感六淫之邪。

六淫的性质、特点

六淫	性质、特点	致病表现
风邪	性轻扬，善变，为百病之长	头晕头痛、头项强痛、口眼歪斜，汗出、恶风；发病急，变化快，来去急速，病程不长；往往被寒、湿、燥、热等邪依附而一同侵袭人体
寒邪	以寒冷、凝滞、收引为特征	易伤阳而畏寒肢冷、腰脊冷痛、尿清便溏、水肿腹水；寒易凝滞而致气机阻滞，则胸、脘、腹冷痛或绞痛；寒性收引，可使筋脉收缩拘急作痛、屈伸不利
湿邪	性重浊黏滞、趋下，阻碍气机，易伤阳气	胸闷脘痞、肢体困重、呕恶泄泻等，分泌物和排泄物如泪、涕、痰、带下、二便等秽浊不清
燥邪	易伤肺	口、鼻、咽、唇等官窍干燥，皮肤、毛发干枯不荣等
暑邪	为火所化，多夹湿	多表现出一系列阳热症状，如高热、心烦、面赤、烦躁等
火邪	炎上，伤津耗气，生风动血	致病广泛，发病急暴，易成燎原之势。表现出高热津亏、气少、肝风、出血、神志异常等特征

◆ 火

火有生理与病理、内火和外火之分。

生理之火是一种维持人体正常生命活动所必需的阳气，藏于脏腑之内，具有温煦生化作用，属于正气范畴。病理之火是指阳盛太过，耗散人体正气的病邪。

病理之火有内火、外火之分。外火，一是感受温热邪气而来，二是风寒暑湿燥等外邪转化而来；内火多因脏腑功能紊乱，阴阳气血失调所致。情志过极亦可久郁化火。

✳ 疠气

疠气是一类具有强烈传染性的病邪。疠气不是由气候变化所形成的致病因素，而是一种病原微生物。疠气经过口、鼻等途径，由外入内，故也属于外感病因。疠气属于疫，如痄腮、流行感冒、猩红热、白喉、霍乱、鼠疫、艾滋病、禽流感等。

六淫和疠气均属外感病邪，其性质和致病特点各有不同，但因其所致之病多为火热之候，故常统称为外感热病。

疠气与六淫的区别		
	疠气	六淫
性质	瘟疫	温病
致病因素	病原微生物	气候变化
传染与否	传染	不传染

疠气致病的特点：① 发病急骤，病情危笃；② 传染性强，易于流行；③ 一气致一病，症状相似。

✳ 七情内伤

七情是指喜、怒、忧、思、悲、恐、惊七种正常的情志活动，是人的精神意识对外界事物的反应。七情是人对客观事物的不同反应，在正常的活动范围内，一般不会使人致病。只有突然强烈或长期持久的情志刺激，超过人体本身的正常生理活动范围，使人体气机紊乱，脏腑阴阳气血失调，才会导致疾病的发生。

七情	伤及的脏腑	症状表现
怒	肝	头晕头痛、面赤耳鸣，甚者呕血或昏厥；腹胀、泄泻；呃逆、呕吐
喜	心	使心气涣散，神不守舍，出现乏力、懈怠、注意力不集中，乃至心悸、失神，甚至狂乱等
悲、忧	肺	气弱消减，意志消沉；气短胸闷、精神萎靡和懒惰等
思	脾	纳呆、脘腹痞塞、腹胀便溏、心悸怔忡、失眠健忘多梦
恐	肾	肾气不固，气陷于下，可见二便失禁、精遗骨痿等症
惊	心	神志昏乱，或影响胎儿，造成先天性癫痫

* 饮食失宜

饮食不节

过饥，气血化源缺乏，会致气血衰少。气血不足，则正气虚弱，易继发其他病症。过饱，可导致饮食阻滞，出现脘腹胀满、嗳腐泛酸、厌食、吐泻等食伤脾胃之病。极渴而饮，则聚湿生痰。在疾病过程中，饮食不节也能加重病情。

饮食偏嗜

饮食偏嗜包括寒热偏嗜、五味偏嗜、种类偏嗜三个方面。

饮食不洁

进食不洁会引起多种胃肠道疾病，出现腹痛、吐泻、痢疾等；若进食腐败变质有毒食物，可致食物中毒，出现腹痛、吐泻，甚至昏迷或死亡。

* 劳逸失度

体力劳动或脑力劳动过度或房劳过度，或过度安逸，完全不劳动不运动，都能成为致病因素而使人发病。

过劳

过劳包括劳力过度、劳神过度和房劳过度三个方面。

过逸

过逸是指过度安逸。不劳动，又不运动，会使人体气血运行不畅，筋骨柔脆，脾胃呆滞，体弱神倦，或发胖臃肿，动则心悸、气喘、汗出等，还可继发其他疾病。

* 病理产物

在疾病发生和发展过程中，原因和结果可以相互交替和相互转化。如痰饮、瘀血、结石等病理产物，如果滞留体内而不去，又可成为新的致病因素，引起各种新的病理变化。

（一）什么是痰饮

痰饮是机体水液代谢障碍所形成的病理产物。

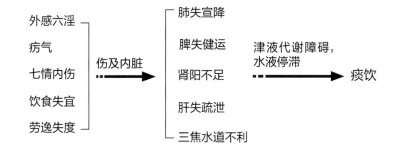

◆ **痰、饮、水三者的区别**

稠浊者为痰，清稀者为饮，更清者为水。

（二）痰饮的致病特点

阻碍经络气血 —————→ 经络阻滞 ┌ 肢体麻木、半身不遂
　　　　　　　　　　　　　　　瘰疬、痰核
　　　　　　　　　　　　　　└ 疽、流注等

阻滞脏腑气机 —————→ 脏腑升降失常

影响水液代谢 —————→ 水湿停聚

易于蒙蔽神明 —————→ 蒙蔽清窍

症状复杂，变幻多端 —————→ 表现各异

┌─────┐
│ 咳、喘、│
│ 悸、眩、│
│ 呕、满、│
│ 肿、痛 │
└─────┘

瘀血

（一）什么是瘀血

瘀血是指因血行失度，使机体某一局部的血液凝聚而形成的一种病理产物。

（二）瘀血是怎样形成的

一是由于气虚、气滞、血寒、血热等内伤因素，导致气血功能失调而形成瘀血；二是由于各种外伤或内出血等外伤因素，直接形成瘀血。

（三）瘀血致病的症状

① 疼痛：一般多刺痛，固定不移，且多有昼轻夜重的特征，病程较长。

② 肿块：肿块固定不移，在体表色青紫或青黄，在体内为癥积，较硬或有压痛。

③ 出血：血色紫暗或夹有瘀块。

④ 色紫暗：一是面色紫暗，口唇、爪甲青紫等；二是舌质紫暗，或舌有瘀斑、瘀点等。

⑤ 脉细涩沉弦或结代。

◆ "血瘀"和"瘀血"的区别

因瘀致病的叫"血瘀"，因病致瘀的叫"瘀血"；先瘀后病者为病因，先病后瘀者为病理。由于实际并无重要的意义，故统称"瘀血"。

结石

结石是指停滞于脏腑管腔的坚硬如石的物质，是一种砂石样的病理产物。

（一）结石是怎样形成的

结石的成因较为复杂，机制目前不甚清楚。但饮食服药不当、情志内伤、久病损伤及体质差异都是致病因素。

（二）结石的致病特点

① 疼痛：常为阵发性疼痛，或为隐痛、胀痛、绞痛。疼痛部位常固定不移，亦可随结石的移动而有所变化。

② 多发于胆、胃、肝、肾、膀胱等脏腑，也可发生于眼（角膜结石、前房结石）、鼻（鼻石）、耳（耳石）等部位。

③ 病程较长，轻重不一。

④ 阻滞气机，损伤脉络。可见局部胀闷酸痛等，程度不一，时轻时重，甚则结石损伤脉络而出血。

第6课 病 机

* 基本病机

疾病的发生、发展与变化，与机体的体质强弱和致病邪气的性质有密切关系。体质不同，病邪各异。尽管疾病的种类繁多，临床征象错综复杂，千变万化，各种疾病、各个症状都有其各自的机制，但从整体来说，不外乎邪正盛衰、阴阳失调、气血失常、津液代谢失常等。

邪正盛衰

在疾病的发展变化过程中，正气和邪气的力量对比不是固定不变的，而是在正邪的斗争过程中，不断地发生着消长盛衰的变化。随着体内邪正的消长盛衰而形成了病机的虚实变化。

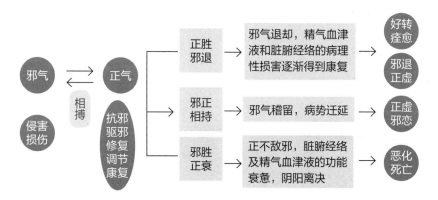

◆ 虚与实

虚：指正气不足，抗病能力减弱。体质素虚，或疾病后期，或大病久病之后，气血不足，伤阴损阳，均可导致正气虚弱。虚证必有脏腑机能衰退的特殊表现，一般多见于疾病的后期和慢性疾病过程中。

实：指邪气盛而正气尚未虚衰。实证必有外感六淫或痰饮、食积、瘀血等病邪滞留不解的特殊表现。一般多见于疾病的初期或中期。

阴阳失调

阴阳失调，即机体阴阳消长失去平衡。阴阳失调的病理变化，主要表现在阴阳盛衰、阴阳互损、阴阳格拒、阴阳亡失等几个方面。

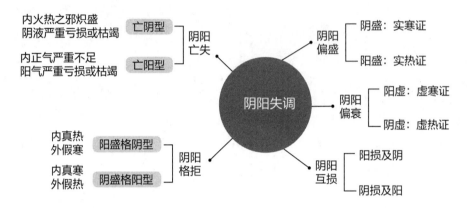

气血失常

气和血生理上相互依存、相互为用，故病理上也相互影响而致气血同病。例如，气虚则血无以生化，血必因之而虚少；气虚则推动、温煦血液的功能减弱，血必因之而凝滞；气虚则统摄功能减弱，则血必因之外溢而出血。气滞则血必因之而瘀阻；气机逆乱血必随气上逆或下陷，甚则上为吐衄，下为便血、崩漏。另外，血对气具有濡养和运载作用，在血液虚亏和血行失常时，也必然影响气。例如，血虚则气亦随之而衰；血瘀则气亦随之而郁滞；血脱则气无所依而脱逸。

津液代谢失常

津液的代谢是一个复杂的生理过程，由多个脏腑的多种生理功能相互协调完成，其中与肺脾肾的关系更为密切。

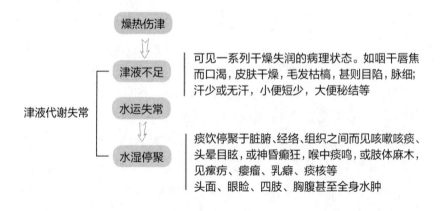

内生五邪

内生五邪，指的是在疾病过程中由于自身脏腑功能异常而导致化风、化火、化寒、化燥、化湿的病理变化。因病起于内，故分别称为"内风""内寒""内湿""内燥"和"内火"，统称为内生"五邪"。

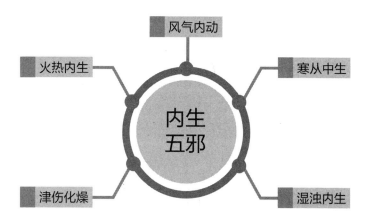

* 疾病传变

传变是疾病本身发展过程中固有的某阶段性的表现，也是人体脏腑经络相互关系紊乱依次递传的表现。疾病传变包括病位传变和病性转化。

（1）**病位传变** 指的是某一部位的病变，可以向其他部位波及扩展，引起该部位发生病变。常见的病位传变包括表里之间传变与脏腑之间传变两个方面。一般外感病发于表，其传变是自表入里、由浅而深。内伤病起于脏腑，其传变是由患病脏腑波及其他脏腑。

掌握病位的传变规律，可以在病已发而未深、微而未甚之时，便能见微知著，掌握发展趋向，抓紧时机治疗，以防止疾病的发展与传变，将疾病治愈在初期阶段。

（2）**病性转化** 一切疾病及其各阶段的证候，其主要性质，不外寒、热、虚、实四种。疾病在发展过程中，可以出现两种情况：一是病变始终保持发病时原有的性质，只是发生程度的改变；二是改变了发病时原有的性质，转化为相反的性质。病性的转化，就是指第二种情况，其内容包括虚实转化与寒热转化。

第7课 疾病的防治

※ 疾病的预防

预防，就是采取一定的措施，防止疾病的发生和发展，《黄帝内经》称之为"治未病"。治未病包括未病先防和既病防变两个方面。

※ 疾病的治则

治则是治疗疾病时所必须遵循的法则。治则是在整体观念和辨证论治理论指导下，根据四诊（望、闻、问、切）所获得的客观资料，在对疾病进行全面地分析、综合与判断的基础上，而制定出来的对临床立法、处方、遣药具有普遍指导意义的治疗规律。

中医认为，"治病必求于本"（《素问·阴阳应象大论》），就是在治疗疾病时必须寻找出疾病的根本原因，抓住疾病的本质，并针对疾病的根本原因进行治疗。这是中医治病最基本的原则。

正治与反治

	正治	反治
概念	逆其疾病征象而治	顺从疾病征象而治
适用疾病	疾病的征象与其本质一致的病证	疾病的征象与其本质不相一致的病证
应用	寒者热之：寒证用温热药	热因热用：用热性药治假热之证
	热者寒之：热证用寒凉药	寒因寒用：用寒性药治疗假寒之证
	虚者补之：虚证用补益药	塞因塞用：用补益药治闭塞不通之证
	实者泻之：实证用泻法泻其邪	通因通用：用通利药治实性通泄之证
	食积之证用消导法、水饮停聚证用逐水法、血瘀证用活血化瘀法、虫积证用驱虫法等	

治标与治本

	缓则治本	急则治标	标本同治（标本兼顾）
适用病证	慢性疾病，或当病势向愈，正气已虚，邪尚未尽之际	病情严重，或疾病发展过程中出现危及生命的某些症候时	标病和本病错杂并重时
举例	如气虚自汗，气虚为本，自汗为标，单用止汗剂难以奏效，应固表以治本	如大失血，由于病势危急，故应以止血治标为首务，待血止后再治出血之因以图本	如痢疾患者，饮食不进是正气虚（本），下痢不止是邪气盛（标）。此时标本俱急，须以扶正药与清化湿热药并用

调整阴阳

	具体方法	举例
损其有余	泻其阳盛	"阳盛"所致的实热证，应当清泻阳热，"治热以寒"
	损其阴盛	"阴盛"所致的实寒证，应当温散阴寒，"治寒以热"
补其不足	阳病治阴阴病治阳	"阴虚"所致的虚热证，采用"阳病治阴"的原则，滋阴以制阳亢。"阳虚"所致的虚寒证，采用"阴病治阳"的原则。阴虚者补阴，阳虚者补阳，以平为期
	阳中求阴阴中求阳	根据阴阳互根的理论，临床上治疗阴虚证时，在滋阴剂中适当佐以补阳药，即所谓"阳中求阴"；治疗阳虚证时，在补阳剂中适当佐以滋阴药，即所谓"阴中求阳"
	阴阳双补	由于阴阳互根，所以阴虚可累及阳、阳虚可累及阴，从而出现阴阳两虚的病证，治疗时当阴阳双补

扶正祛邪

	适用病证	举例
扶正	以正虚为主而邪不盛实的虚证	气虚、阳虚证，宜采取补气、壮阳法治疗；阴虚、血虚证，宜采取滋阴、养血法治疗

（续表）

	适用病证	举例
祛邪	以邪实为主而正未虚衰的实证	汗法、吐法、下法、清热、利湿、消导、行气、活血等治法
先攻（祛邪）后补（扶正）	虽邪盛、正虚，但正气尚可耐攻	如瘀血所致的崩漏证，因瘀血不去，出血不止，故应先活血化瘀，然后再进行补血
先补（扶正）后攻（祛邪）	正虚邪实的虚实错杂证而正气虚衰不耐攻	如臌胀病，当正气虚衰为主要矛盾，正气又不耐攻伐时，必须先扶正，待正气适当恢复，能耐受攻伐时再泻其邪，才不致发生意外事故
攻（扶正）补（祛邪）兼施	正虚邪实，但二者均不甚重的病证	气虚感冒应以补气为主兼解表。若以邪实为主要矛盾，单攻邪易伤正，单补正又易恋邪，故应祛邪为主兼扶正

调理精气血津液

精气血津液是脏腑经络机能活动的物质基础，各自失调或互用关系失调就会引发病证，可通过调理以达到平衡。

中医诊断
治病先识病

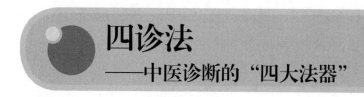

四诊法
——中医诊断的"四大法器"

四诊也叫诊法，是中医诊察疾病的四种基本方法，包括望诊、闻诊、问诊、切诊。中医诊断学的基本观点是四诊合参，就是在诊断疾病时，必须将望、闻、问、切四诊所搜集到的全部资料综合起来，进行全面分析，不能以其中的一诊代替四诊，同时在诊断中要注重患者症状、体征与病史的收集。

✳ 望诊

望诊，是医生对人体全身和局部的一切可见征象以及排出物等进行有目的的观察，以了解健康或疾病状态。

望诊分为整体望诊、局部望诊、望舌、望排出物等。只要能用眼睛看到的都要观察，包括患者的神色、体型、皮肤颜色、大便、小便、痰等，特别是要观察舌和小便的变化。

整体望诊

整体望诊是观察患者全身的神、色、形、态变化来了解疾病情况。

1. 望神：观察患者的精神状态和机能状态

状态	表现
有神	神志清楚，语言清晰，面色红润，表情丰富自然，目光明亮，动作灵活，体态自如，呼吸平稳
失神	精神萎靡，言语不清，面色晦暗，表情淡漠或呆板，反应迟钝，动作失灵，强迫体位，呼吸气微或喘，神志失常
假神	垂危患者出现的精神暂时好转的假象，表现为久病重病的人突然有精神、目光转亮、言语不休、想见亲人，类似于我们经常说的回光返照
神气不足	精神不振、健忘困倦、动作迟缓等

2. 望色：观察患者面部颜色和光泽的一种望诊方法

（1）常色 正常生理状态下面部明亮润泽、隐然含蓄。

（2）病色 疾病状态下的面部颜色与光泽，有青、黄、赤、白、黑五种。

病色	相关病证
青色	多与寒证、痛证、瘀血证、惊风证、肝病有关
黄色	多与湿证、虚证有关
赤色	多与热证有关
白色	多与虚证有关
黑色	多与肾虚证、水饮证、寒证、痛证及瘀血证有关

3. 望姿态

正常人的姿态舒适自然，运动自如，反应灵敏。病者的姿态会出现异常变化。

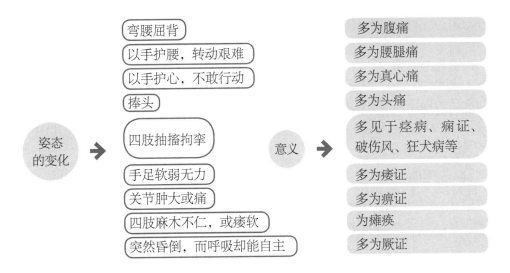

4. 望形体

望形体是医生对患者身体的强弱胖瘦、体型特征、躯干四肢、皮肉筋骨等的望诊。

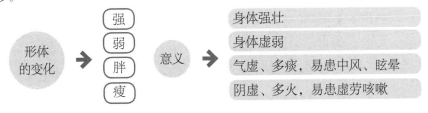

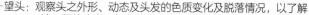

局部望诊

局部
望诊
├─ 望头面
│   ├─ 望头：观察头之外形、动态及头发的色质变化及脱落情况，以了解脑、肾的病变及气血的盛衰
│   ├─ 望面：面部的神色望诊
│   └─ 望五官
│   ├─ 望目：主要观察眼睛的神、色、形、态
│   ├─ 望鼻：主要是观察鼻子的颜色、外形及其分泌物等变化
│   ├─ 望耳：主要是注意耳朵的色泽、形态及耳内的情况
│   └─ 望口与唇：要注意观察唇口的色泽和动态变化
├─ 望躯体　包括颈项、胸、腹、腰、背及前后二阴的诊察
├─ 望四肢　诊察患者手足、掌腕、指趾等部位的形态、色泽变化
│   · 出现手足拘急、屈伸不利症状，多为寒凝经脉
│   · 出现四肢肌肉萎缩症状，多为脾气亏虚、营血不足
│   · 半身不遂，为瘫痪
└─ 望皮肤　要注意皮肤的色泽及形态改变

望舌

舌诊以望舌为主，主要是望舌质和望舌苔。正常的舌象：舌体柔软，运动灵活自如，颜色淡红而红活鲜明；舌苔淡白润泽，颗粒均匀，干湿适中，不黏不腻；即"淡红舌、薄白苔"。

1. 望舌质

（1）舌色　就是舌质的颜色。除淡红色为正常舌色外，其余都是主病之色。

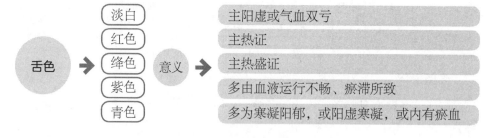

舌色		意义	
	淡白		主阳虚或气血双亏
	红色		主热证
	绛色		主热盛证
	紫色		多由血液运行不畅、瘀滞所致
	青色		多为寒凝阳郁，或阳虚寒凝，或内有瘀血

（2）舌神　舌神主要表现在舌质的荣润和灵动方面。察舌神之法，关键在于辨荣枯。

舌神
├─ 荣者　荣润而有光彩，舌运动灵活，舌色红润，属善候
└─ 枯者　枯晦而无光彩，舌运动不灵，舌质干枯，晦暗无光，属恶候

2. 望舌苔

正常的舌苔是由胃气上蒸所导致的。所以胃气的盛衰，可从舌苔上反映出来。望舌苔应注意苔色和苔质两方面的变化。

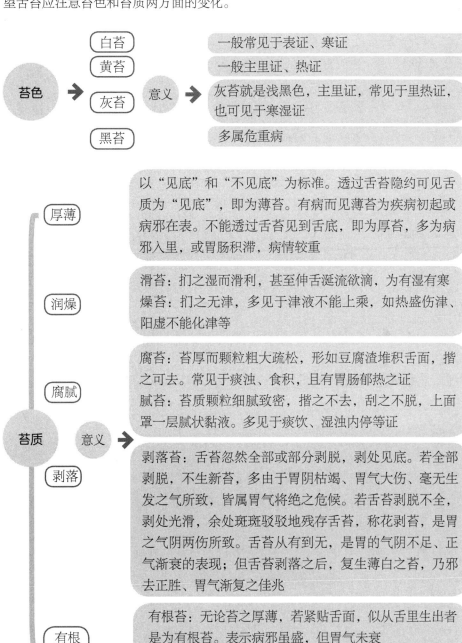

苔色 → 白苔 → 意义 → 一般常见于表证、寒证

黄苔 → 一般主里证、热证

灰苔 → 灰苔就是浅黑色，主里证，常见于里热证，也可见于寒湿证

黑苔 → 多属危重病

苔质 意义 →

厚薄：以"见底"和"不见底"为标准。透过舌苔隐约可见舌质为"见底"，即为薄苔。有病而见薄苔为疾病初起或病邪在表。不能透过舌苔见到舌底，即为厚苔，多为病邪入里，或胃肠积滞，病情较重

润燥：滑苔：扪之湿而滑利，甚至伸舌涎流欲滴，为有湿有寒
燥苔：扪之无津，多见于津液不能上乘，如热盛伤津、阳虚不能化津等

腐腻：腐苔：苔厚而颗粒粗大疏松，形如豆腐渣堆积舌面，揩之可去。常见于痰浊、食积，且有胃肠郁热之证
腻苔：苔质颗粒细腻致密，揩之不去，刮之不脱，上面罩一层腻状黏液。多见于痰饮、湿浊内停等证

剥落：剥落苔：舌苔忽然全部或部分剥脱，剥处见底。若全部剥脱，不生新苔，多由于胃阴枯竭、胃气大伤、毫无生发之气所致，皆属胃气将绝之危候。若舌苔剥脱不全，剥处光滑，余处斑斑驳驳地残存舌苔，称花剥苔，是胃之气阴两伤所致。舌苔从有到无，是胃的气阴不足、正气渐衰的表现；但舌苔剥落之后，复生薄白之苔，乃邪去正胜、胃气渐复之佳兆

有根苔：无论苔之厚薄，若紧贴舌面，似从舌里生出者是为有根苔。表示病邪虽盛，但胃气未衰
无根苔：若苔不着实，似浮涂舌上，刮之即去，非如舌上生出者，又叫假苔。表示胃气已衰

望排出物

望排出物是观察患者的分泌物和排泄物，如痰涎、呕吐物、二便、涕唾、汗、泪、带下等。

1. 望痰涎

痰涎是机体水液代谢障碍的病理产物。

热痰：痰黄黏稠，坚而成块。

寒痰：痰白而清稀，或有灰黑点。

湿痰：痰白滑而量多，易咳出。

燥痰：痰少而黏，难于咳出。

痰中带血：燥邪伤肺，甚者咳吐鲜血。

口常流黏涎：多属脾蕴湿热。

2. 望呕吐物

寒呕：呕吐物清稀无臭。多由脾胃虚寒或寒邪犯胃所致。

热呕：呕吐物酸臭秽浊。多因邪热犯胃，胃有实热所致。

呕吐痰涎清水、量多：多是痰饮内阻于胃。

呕吐未消化的食物：腐酸味臭，多属食积。

呕吐频发频止，呕吐不化食物而少有酸腐：为肝气犯胃所致。如果呕吐黄绿苦水，因肝胆郁热或肝胆湿热所致。

呕吐鲜血或血紫暗有块，夹杂食物残渣：多因胃有积热或肝火犯胃，或素有瘀血所致。

3. 望大便

望大便，主要是察大便的颜色及便质、便量。

正常大便：色黄，呈条状，干湿适中，便后舒适。

大便燥结：多见于热证。

大便干结如羊屎，排出困难，或多日不便：多见于阴血亏虚。

大便如黏冻而夹有脓血且兼腹痛，里急后重：多见于痢疾。

便黑如柏油：多见于胃络出血。

便绿：多见于小儿消化不良。

> **大便下血分两类**
>
> 　　大便下血，有两种情况：先血后便，血色鲜红，是近血，多见于痔疮出血；先便后血，血色褐黯，是远血，多见于胃肠病。

4. 望小便

观察小便时要注意颜色、尿质和尿量的变化。

正常小便：颜色淡黄，清净不浊，尿后有舒适感。

小便清长量多，伴有形寒肢冷：见于寒证。

小便短赤量少，伴灼热疼痛：见于热证。

膏淋：尿混浊像膏脂或有滑腻之物。

石淋：尿有沙石，小便困难而痛。

血淋：尿血，伴有排尿困难而灼热刺痛。

尿混浊如米泔水，形体日瘦：多因脾肾虚损所致。

尿中带血：为热伤血络，多因下焦热盛所致。

＊ 闻诊

闻诊是医生用听觉和嗅觉，对患者发出的声音和体内排泄物发出的各种气味进行诊察，来辨别患者内在的病情。

听声音

- 正常声音：发声自然，音调和畅，刚柔相济。

- 病变声音

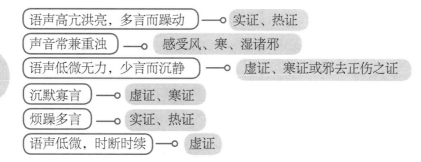

喘
发作急骤，呼吸深长，声高息粗 —○ 实喘（风寒袭肺或痰热壅肺）
发作缓慢，声低气怯，动则喘甚 —○ 虚喘（肺气不足、肺肾亏虚）

哮
急促似喘，喉间有哮鸣音，反复难愈
多因痰饮内伏，复感外邪，或久居湿地，或过食酸咸生冷诱发

呼吸异常

短气
虚证兼有形瘦神疲，为体弱或元气亏损所致
实证兼有呼吸声粗或胸腹胀满，多因痰饮、气滞、胃肠积滞所致

少气
气少不足，言语无力，多因久病体虚或肺肾气虚所致

鼻鼾
无其他明显症状者，多因慢性鼻病或睡姿不当所致
昏睡不醒者，多属高热神昏，或中风入脏之危候

咳嗽

咳声重浊沉闷 —○ 实证（寒痰湿浊停聚于肺，肺失肃降所致）

咳声轻清低微 —○ 虚证（久病耗伤肺气，失于宣降所致）

咳声重浊，痰白清稀，鼻塞不通 —○ 风寒袭肺，肺失宣降所致

咳嗽声高响亮，痰稠色黄，不易咳出 —○ 热证（热邪犯肺伤津所致）

咳嗽痰多，易于咳出 —○ 痰浊阻肺所致

咳无痰或痰少而黏，不易咳出 —○ 燥邪犯肺或阴虚肺燥所致

咳呈阵发连续不断，咳止时常伴有鸡鸣样回声 —○ 又称"百日咳"，
多因风邪与痰热搏结所致，常见于小儿

咳声如犬吠，伴声音嘶哑、呼吸困难、喉中有白膜生长 —○ 时行疫
毒攻喉所致，多见于白喉

呕吐

吐势徐缓，声音微弱，呕吐物清稀 —○ 虚寒证（脾胃阳虚，脾失
健运，胃失和降，胃气上逆所致）

吐势较猛，呕吐出黏稠黄水，或酸或苦 —○ 实热证（邪热犯胃，
胃失和降，胃气上逆所致）

呕吐呈喷射状 —○ 热扰神明，或因头颅外伤，或脑髓有病

呕吐酸腐食物 —○ 伤食（暴饮暴食，食滞胃脘所致）

共同进餐者多人发生吐泻 —○ 食物中毒

朝食暮吐，暮食朝吐 —○ 脾胃阳虚证

口干欲饮，饮后则吐 —○ 饮邪停胃，胃气上逆所致

此外，呃逆、嗳气、太息、喷嚏、肠鸣等也是闻诊时不可忽视的方面。

嗅气味

嗅气味，主要是嗅患者病体、排出物、病室等的异常气味，以了解病情，判断疾病的寒热虚实。

呕吐物味臭秽 —— 胃热炽盛

呕吐物腥臭，夹有脓血 —— 胃痈

呕吐物为清稀痰涎，无臭无腥 —— 脾胃有寒

嗳气酸腐 —— 胃脘热盛或宿食停滞于胃而化热

小便臊臭，色黄混浊 —— 实热证

小便清长，微有腥臊 —— 虚证、寒证

大便恶臭，黄色稀便或赤白脓血 —— 大肠湿热内盛

小儿大便酸臭，有不消化食物 —— 食积内停

大便溏泻，且气腥 —— 脾胃虚寒

口臭 —— 胃热；口臭特别严重的，考虑脏腑化脓性病变或癌症

痰有脓血、有臭气 —— 肺热

痰有脓血、无臭气 —— 肺阴虚

鼻涕稠浊腥臭 —— 肺胃郁热，如鼻渊

大便酸臭 —— 肠有积热

小便混浊而臊臭 —— 下焦湿热

白带稠黏秽臭 —— 湿热

白带稀薄而腥 —— 寒证

白带清稀而无气味 —— 虚证

问诊

问诊，是医者通过询问患者或陪诊者，了解疾病的发生、发展、治疗经过、现在症状和其他与疾病有关的情况，以诊察疾病的方法。问诊内容主要包括：一般项目、主诉和病史、现在症状等。明代医学家张景岳在总结前人问诊要点的基础上

写成《十问歌》，清代陈修园又将其略作修改补充，现介绍如下：

> 一问寒热二问汗，三问头身四问便，
>
> 五问饮食六胸腹，七聋八渴俱当辨，
>
> 九问旧病十问因，再兼服药参机变，
>
> 妇女尤必问经期，迟速闭崩皆可见，
>
> 再添片语告儿科，天花麻疹全占验。

《十问歌》内容言简意赅，可作为问诊参考。但在实际问诊中，还必须根据患者的具体病情灵活而有重点地询问，不能千篇一律地机械套问。

问诊时要做到恰当准确，简要而无遗漏，应当遵循两个原则。

确定主诉： 问诊时，应首先明确患者的主诉是什么。因为主诉反映的多是疾病的主要矛盾。抓住了主诉，就是抓住了主要矛盾，然后围绕主要矛盾进行分析归纳，初步得出所有可能出现的疾病诊断，再进一步围绕可能的疾病诊断询问，以便最终得出确定的临床诊断或印象诊断。

问辨结合： 一边问，一边对患者或陪诊者的回答加以分析辨证，采取类比的方法，与相似证中的各个方面加以对比，缺少哪些情况的证据就再进一步询问哪些方面，可以使问诊的目的明确，做到详而不繁、简而不漏，搜集的资料全面准确。问诊结束时，医生的头脑中就会形成一个清晰的印象诊断或结论。

＊ 切诊

切诊包括脉诊和按诊两部分内容，脉诊是按脉搏；按诊是在患者身躯上一定的部位进行触、摸、按压，以了解疾病的内在变化或体表反应，从而获得辨证资料的一种诊断方法。

脉诊

脉诊是通过按触人体不同部位的脉搏，以体察脉象变化的切诊方法，又称切脉、诊脉、按脉、持脉。脉象的形成与脏腑气血密切相关，若脏腑气血发生病变，血脉运行就会受到影响，脉象就有变化。

1. 寸关尺的定位

寸口脉，即桡动脉腕后浅表部分，分为寸、关、尺三部。双手寸关尺的脉象，分别与不同的五脏六腑相关联。

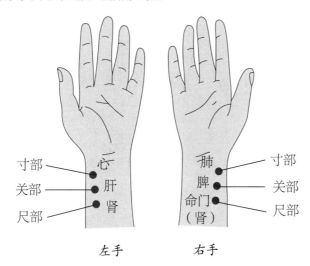

2. 诊脉的手法

切成人脉，以三指定位，先用中指按压高骨（桡骨茎突）部位的桡动脉定关，以食指在关前（远心端）定寸，无名指在关后（近心端）定尺，三指呈弓形斜按在同一水平，以指腹按触脉体。小儿寸口部狭小，可用一指（拇指）定关法，不用细分三部。3岁以下小儿可用望指纹代替切脉。

在诊脉的时候，会使用到举、按、寻的手法，这是三种不同的操作手法，虽可结合使用，但不能相混。

举法 指手指较轻地按在寸口脉搏跳动部位以体察脉象。用举的指法取脉又称为"浮取"。

按法 指手指用力较重，甚至按到筋骨以体察脉象。用按的指法取脉又称为"沉取"。

寻法 寻即寻找的意思，指医生手指用力不轻不重，按至肌肉，并调节适当指力，或左右推寻，以细细体察脉象。

另外，在使用几根手指上，还分总按和单按。

总按 即三指同时用大小相等的指力诊脉的方法，从总体上辨别寸关尺三部和左右两手脉象的形态、脉位、脉力等。

单按 用一个手指诊察一部脉象的方法。主要用于分别了解寸、关、尺各部脉象的位、次、形、势等变化特征。

切脉不低于 50 动

指医生对病人诊脉的时间一般不应少于 50 次脉跳的时间。每次诊脉每手应不少于 1 分钟，两手以 3 分钟左右为宜。

诊脉时间过短，则不能仔细辨别脉象的节律等变化；诊脉时间过长，则因指压过久亦可使脉象发生变化，所诊之脉有可能失真。

古人提出诊脉需要诊"五十动"，其意义有二：一是有利于仔细辨别脉搏的节律变化，了解脉搏跳动 50 次中有没有出现脉搏节律不齐的促、结、代等脉象，或者是否有时快时慢、三五不调的脉象，如果在脉跳 50 次中不见节律不齐的脉象，则以后的脉搏跳动也一般不会出现了。

二是提醒医者在诊脉时态度要严肃认真，不得随便触按而草率从事，正如张仲景所说："动数发息，不满五十，短期未知决诊……夫欲视死别生，实为难矣！"

3. 脉象的归类

自从诊脉手法发明以来，手法众多，众说纷纭，慢慢总结出 28 种常见脉象：浮脉、沉脉、迟脉、数脉、滑脉、涩脉、虚脉、实脉、长脉、短脉、洪脉、微脉、紧脉、缓脉、弦脉、芤脉、革脉、牢脉、濡脉、弱脉、散脉、细脉、伏脉、动脉、促脉、结脉、代脉、疾脉（大脉）。

现代诊脉，基本都是以这 28 种脉象为基准的，再加上健康的平脉，一共 29 种。其中浮脉、沉脉、迟脉、数脉、虚脉、实脉、滑脉、涩脉八脉为纲领脉，同时也是比较容易掌握的 8 种，这里我们重点介绍。

浮脉——主表证

浮脉，就是脉搏浮在表面的意思，用手轻触就能清晰感觉到脉搏的存在。略微用力时，有一种按到漂浮在水中的小木棍一样的感觉，按之下沉，力度减轻后又浮起来了。如果用力按，会发现脉搏的跳动又弱了不少，即"举之有余，按之不足"。

主病： 表证。由于外感病邪停留于表时，卫气抗邪，脉气鼓动于外，故脉位浅显。浮而有力为表实；浮而无力为表虚。内伤久病因阴血衰少，阳气不足，虚阳外浮，脉浮大无力为危证。

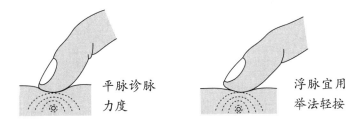

平脉诊脉
力度

浮脉宜用
举法轻按

沉脉——多主里证

沉脉，即脉搏沉在下面的意思，又可以理解其为"深脉"，诊脉时，用举法轻取完全感觉不到，用适中的力度也只是模模糊糊，只有用较重的力才能清晰诊到。

主病： 非健康的沉脉多主里证。如果脉沉而有力，多为里实。邪实内郁，正气尚盛，邪正相争于里，致气滞血阻，阳气被遏，不能鼓搏脉气于外，故脉沉而有力，可见于气滞、血瘀、食积、痰饮等证病。如果脉沉而无力，多为里虚，病人本身气血不足，或阳虚气乏，无力升举鼓动，故脉沉而无力，可见于各脏腑的虚证。

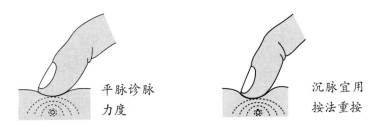

平脉诊脉
力度

沉脉宜用
按法重按

迟脉——多主阴证、寒证

迟脉，即脉搏跳动缓慢，一息不足四至，即每分钟搏动低于 60 次。

主病： 迟脉大多跟寒证相关。寒主凝滞，而脉搏的快慢依赖于阳气的推动，机体一旦被寒邪入侵，气血运行必然受阻，在脉象上就会表现为迟脉。如果是实寒，则脉搏迟而有力；如果是虚寒，则脉搏迟而无力。

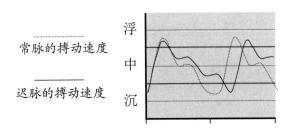

········· 常脉的搏动速度

———— 迟脉的搏动速度

浮
中
沉

数脉——多主阳证、热证

数脉，即脉搏跳动比较迅速，每分钟跳动 90~120 次即属于数脉。

主病： 数脉多与热证相关，有力为实热，无力为虚热。外感热病初起，脏腑热盛，邪热鼓动，血行加速，脉快有力为实热。阴虚火旺，津血不足，虚热内生，脉快而无力为虚热，脉象多为细数相兼脉。

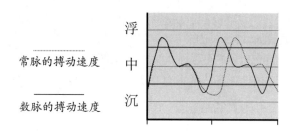

常脉的搏动速度

数脉的搏动速度

浮
中
沉

虚脉——多主各种虚证

虚脉的脉象特点是脉搏搏动力量软弱，寸、关、尺三部，浮、中、沉三候均无力，是脉管的紧张度减弱，脉管内充盈度不足的状态。

主病： 中医认为，虚脉主一切虚证，而且大多数情况下，会出现寸、关、尺皆虚的情况，所以虚脉诊病，更要根据其他因素综合考量，以确定身体"虚"在了什么地方。虚证分气血阴阳，气是脉搏跳动的动力，如果气虚，就会搏击力弱，故脉来无力；血虚不能充盈脉管，则脉细无力。迟而无力多阳虚，数而无力多阴虚。

实脉——多主各种实证

实脉的脉象特点是脉搏搏动力量强，寸、关、尺三部，浮、中、沉三候均有力量，脉管宽大。实脉是具有复合因素的脉象，以"大而长微强"为主要构成条件。其中，脉体"大"是必备条件。其实质是脉体"大"再兼"长"和"微强"。

主病： 实脉多主各种实证。邪气亢盛而正气充足，正邪相搏，气血充盈脉道，搏动有力。实脉也见于正常人，必兼和缓之象，且无病证表现。一般两手六脉均实大，称为六阳脉，是气血旺盛的表现。

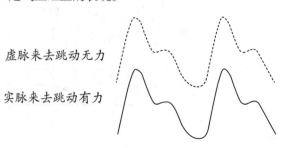

虚脉来去跳动无力

实脉来去跳动有力

滑脉——多主痰湿内盛

滑脉的脉象特点是脉搏形态应指圆滑，如同圆珠流畅地由尺部向寸部滚动，浮、中、沉取皆可感到。

主病： 如果脉滑而平缓，那么就是健康的脉象，常见于气血旺盛的青壮年。如果女性停经两三个月出现滑脉，则是妊娠脉，也就是我们平时说的喜脉。

病理性的滑脉多与痰湿、实热相关，所以病理性的兼脉多见浮滑脉、弦滑脉、滑数脉等，极少出现滑沉、滑迟等与虚证、寒证相关的滑脉，因为虚、寒皆不利流利。

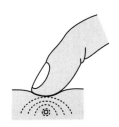

滑脉感觉手指下如同滚珠

涩脉——多主津液亏虚、气血瘀滞

涩脉的脉象特点是脉形较细，脉势滞涩不畅，如"轻刀刮竹"；至数较缓而不匀，脉力大小亦不均，呈三五不调之状。

主病： 涩脉跟各种可导致气血凝滞的原因是分不开的，比如气滞、血瘀、痰浊、饮食过度等实证，这些情况脉象大都涩而有力。

另外，虚证导致气血运行不畅时也会出现涩脉，这种情况脉象大都涩而无力。

几种脉象的混合出现——相兼脉

浮紧脉：多见于外感寒邪之表寒证，或风寒痹证疼痛。

浮缓脉：多见于风邪伤卫，营卫不和的太阳中风证。

浮数脉：多见于风热袭表的表热证。

浮滑脉：多见于表证夹痰，常见于素体多痰湿而又感受外邪者。

沉迟脉：多见于里寒证。

沉弦脉：多见于肝郁气滞，或水饮内停。

沉涩脉：多见于血瘀，尤常见于阳虚而寒凝血瘀者。

沉缓脉：多见于脾虚，水湿停留。

弦紧脉：多见于寒滞、痛证，常见于寒滞肝脉或肝郁气滞等所致疼痛等。

弦数脉：多见于肝郁化火或肝胆湿热、肝阳上亢。

弦细脉：多见于肝肾阴虚或血虚肝郁或肝郁脾虚等证。

滑数脉：多见于痰热（火）、湿热或食积内热。

洪数脉：多见于阳明经证、气分热盛。

患者取坐位或仰卧位。按胸腹时，要采取仰卧位，全身放松，两腿伸直，两手放在身旁。医生站在患者右侧，右手或双手对患者进行切按。在切按腹内肿块或腹肌紧张度时，可再令患者屈起双膝，使腹肌松弛，便于切按。

辨证论治
——中医诊断的核心

辨证论治是中医认识疾病和治疗疾病的基本原则，也是诊断的核心，包括辨证和论治两个过程。辨证，即通过四诊八纲、脏腑、病因等中医基础理论，对患者的症状、体征进行综合分析，辨别为何种病证。论治，即根据辨证的结果，确定相应的治疗方法。

＊ 八纲辨证

通过四诊，掌握了辨证资料之后，根据病位的深浅、病邪的性质、人体正气的强弱等多方面的情况，进行分析综合，归纳为八类不同的证候，称为八纲辨证。八纲，即阴、阳、表、里、寒、热、虚、实，是分析疾病共性的辨证方法，是各种辨证的总纲。

下面简要列举常见的几种八纲辨证。

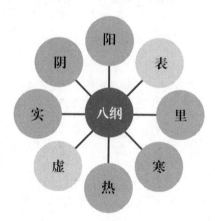

证型		病因	症状	舌象	脉象
表证	表寒证	风寒邪气	恶寒重，发热轻，头身疼痛明显，无汗，鼻塞流清涕，口不渴	舌质淡红，苔薄白而润	脉浮紧
	表热证	风热阳邪	发热重，恶寒轻，头痛，咽喉疼痛，有汗，流浊涕，口渴	舌质稍红，薄白不润	脉浮数
	表虚证	外邪袭表，腠理不固，营卫之气不和	恶风，恶寒，有汗	舌质淡，苔薄白	脉浮无力
	表实证	外邪束表，腠理闭塞	发热，恶寒，身痛，无汗	舌质淡红，苔薄白	脉浮有力
里证	里寒证	寒邪直中脏腑经络、阴寒内盛或阳气虚衰	畏寒、形寒肢冷，口不渴或喜热饮，面色白，咳白色痰，腹痛喜暖，大便稀溏，小便清长	舌质淡，苔白	脉沉迟
	里热证	病邪内传或脏腑积热	发热不恶寒，烦躁不安，口渴喜冷饮，面红目赤，咳痰黄稠，腹痛喜凉，大便燥结，小便短赤	舌质红，苔黄	脉数
	里虚证	因先天禀赋不足，或后天失调，或疾病损伤等所致正气虚弱	虚寒证：畏寒肢冷，腹痛喜温喜按，少气乏力，精神不振； 虚热证：形体消瘦，潮热盗汗，五心烦热	舌淡嫩	虚寒证：脉微，沉迟无力； 虚热证：脉细数
	里实证	外邪侵袭人体，或脏腑机能失调，痰饮、水湿、积气、瘀血、宿食等停积体内，而致邪气盛实	实寒证：畏寒喜暖，面色苍白，四肢欠温，腹痛拒按； 实热证：壮热喜凉，口渴饮冷，面红耳赤，烦躁，大便秘结，小便短赤	实寒证：舌苔白润 实热证：舌红苔黄而干	实寒证：脉迟或紧 实热证：脉洪滑数实
半表半里证		外邪由表内传，尚未入于里; 或里邪透表，尚未至于表，邪正相搏于表里之间	寒热往来，胸胁胀满，口苦咽干，心烦，欲呕，不思饮食，目眩	舌尖红，苔黄白相兼	脉弦

＊ 病因辨证

病因辨证是以中医病因理论为依据，通过对临床资料的分析，识别疾病属于何种因素所致的一种辨证方法。

- 六淫、疫疬 外感性病因
- 七情 内伤性病因，使气机失调而致病
- 饮食劳逸 通过影响脏腑功能，使人生病
- 外伤 人体受外力损害出现的病变

＊ 气血津液辨证

气血辨证

证型		辨证要点
气虚类	气虚证	气短懒言，神疲乏力，脉虚
	气陷证	气坠，或脏器下垂
	气不固证	肺、脾、肾等脏气失固摄
	气脱证	气息微弱，昏迷或昏仆，汗出不止，脉微欲绝
血虚类	血虚证	面色、口唇、爪甲失其血色，全身虚弱，舌淡，脉细
	血脱证	面色苍白，脉微欲绝或芤
气滞类	气滞证	胀闷，疼痛，脉弦
	气逆证	肺、胃、肝等脏气向上冲逆
	气闭证	神昏晕厥，或绞痛
血瘀证		刺痛，肿块，唇舌爪甲紫暗，脉涩
血热证		出血，全身热象
血寒证		手足拘急冷痛，肤色紫暗

津液辨证

证型	辨证要点
痰证	咳痰，呕恶，眩晕，苔腻脉滑
饮证	胸闷脘痞，泛吐清水，咳痰清稀，胸胁胀满，苔滑脉弦
水停证	阴水：发病较缓，足部先肿，腰以下肿甚，按之凹陷不起，脉沉迟无力 阳水：发病急，来势猛，先见眼睑头面水肿，上半身肿甚，脉沉

（续表）

证型	辨证要点
津液亏虚证	口渴，尿少便干，口鼻唇舌皮肤干燥

* 脏腑辩证

脏腑辨证，是根据脏腑的生理功能、病理表现，对疾病证候进行归纳，借以推究病机，判断病变的部位、性质、正邪盛衰情况的一种辨证方法。

心与小肠病辨证

证型	辨证要点
心气虚证	心悸怔忡，胸闷气短，面色淡白或㿠白，舌淡苔白，脉虚
心阳虚证	心悸怔忡，畏寒肢冷，心痛，面色㿠白或晦暗，舌淡胖苔白滑，脉微细
心阳暴脱证	心悸怔忡，胸闷气短，突然冷汗淋漓，四肢厥冷，呼吸微弱，面色苍白，口唇青紫
心血虚证	心悸怔忡，失眠多梦，五心烦热，潮热盗汗，舌红少津，脉细数
心火亢盛证	心烦易怒，夜寐不安，溲黄便干，舌尖红绛或生舌疮，脉数有力
心脉痹阻证	心悸怔忡，胸部憋闷疼痛，痛引肩背内臂，时发时止
痰迷心窍证	神志不清，喉有痰声，舌苔白腻
痰火扰心证	外感热病以高热、痰盛、神志不清为辨证要点；内伤杂病中，轻者以失眠心烦、重者以神志狂乱为辨证要点
小肠实热证	心烦口渴，口舌生疮，小便赤涩，尿道灼痛，尿血，舌红苔黄，脉数

脾与胃病辨证

证型	辨证要点
脾气虚证	纳少腹胀，便溏，形体消瘦或浮肿，舌淡苔白，脉缓弱
脾阳虚证	腹痛喜温喜按，畏寒肢冷，便溏，舌淡胖，苔白滑，脉沉迟无力
中气下陷证	脘腹重坠作胀，便意频数，肛门坠重，舌淡苔白，脉弱
脾不统血证	便血，尿血，肌衄，齿衄，或妇女月经过多、崩漏，脉弱
寒湿困脾证	脘腹痞闷胀痛，食少便溏，头身困重，舌淡胖，苔白腻，脉濡缓
湿热蕴脾证	脘腹痞闷，纳呆，便溏，肢体困重，舌红苔黄腻，脉濡数
胃阴虚证	胃脘隐痛，饥不欲食，口燥咽干，大便干结，舌红少津，脉细数

证型	辨证要点
食滞胃脘证	胃脘胀闷疼痛，嗳气吞酸，泻下物酸腐臭秽，舌苔厚腻，脉滑
寒滞胃脘证	胃脘冷痛，口泛清水，或恶心呕吐，舌苔白滑，脉弦或迟
胃热炽盛证	胃脘灼痛，吞酸嘈杂，消谷善饥，大便秘结，舌红苔黄，脉滑数

肺与大肠病辨证

证型	辨证要点
肺气虚证	咳喘无力，动则益甚，体倦懒言，痰多清稀，舌淡苔白，脉虚弱
肺阴虚证	干咳无痰，痰少而黏，口燥咽干，午后潮热，舌红少津，脉细数
风寒犯肺证	咳嗽痰稀薄色白，鼻塞流清涕，苔白，脉浮紧
风热犯肺证	咳嗽痰稠色黄，鼻塞流黄浊涕，口干咽痛，舌尖红苔薄黄，脉浮数
燥邪犯肺证	干咳无痰或痰少而黏，唇、舌、咽、鼻干燥，舌红苔白或黄，脉数
痰湿阻肺证	咳嗽痰多质黏色白易咳，胸闷，甚则气喘痰鸣，舌淡苔白腻，脉滑
大肠湿热证	腹痛，下痢脓血、色黄而臭，肛门灼热，舌红苔黄腻，脉滑数或濡数
肠燥津亏证	大便秘结干燥，难以排出，舌红少津，脉细涩
肠虚滑泄证	下利无度，腹痛隐隐，喜按喜温，舌淡苔白滑，脉弱

肝与胆病辨证

证型	辨证要点
肝气郁结证	情志抑郁，肝经所过部位发生胀闷疼痛，妇女月经不调
肝火上炎证	头晕胀痛，胁痛，急躁易怒，便秘尿黄，舌红苔黄，脉弦数
肝血虚证	眩晕，视力减退，肢体麻木，手足震颤，肌肉跳动，舌淡苔白，脉弦细
肝阴虚证	头晕耳鸣，两目干涩，胁肋灼痛，五心烦热，舌红少津，脉弦细数
肝阳上亢证	眩晕耳鸣，头目胀痛，面红目赤，急躁易怒，舌红少苔，脉弦有力
肝风内动证	高热神昏，手足麻木，震颤或突然昏仆、半身不遂，脉弦
寒凝肝脉证	少腹、前阴、巅顶冷痛，舌苔白滑，脉沉弦或迟
肝胆湿热证	胁肋胀痛或有痞块，口苦，腹胀，小便短赤，舌红苔黄腻，脉弦数
胆郁痰扰证	头晕目眩耳鸣，惊悸，烦躁不寐，胸闷太息，舌苔黄腻，脉弦滑

肾与膀胱病辨证

证型	辨证要点
肾阳虚证	腰膝酸软，畏寒肢冷，耳鸣，或男子阳痿，女子宫寒不孕，舌淡胖苔白，脉沉弱
肾阴虚证	眩晕耳鸣，失眠多梦，男子遗精早泄，女子经少经闭，潮热盗汗，舌红少津，脉细数
肾精不足证	男子精少不育，女子经闭不孕，小儿发育迟缓，成人早衰
肾气不固证	神疲耳鸣，腰膝酸款，小便频数而清，男子滑精早泄，女子白带清稀，胎动易滑，舌淡苔白，脉沉弱
肾不纳气证	久病咳喘，呼多吸少，气不得续，动则益甚，舌红，脉细数
膀胱湿热证	尿频尿急，尿道灼痛，舌红苔黄腻，脉滑数

✳ 卫气营血辨证

卫气营血辨证，是清代医学家叶天士首创的一种论治外感温热病的辨证方法。

四时温热邪气侵袭人体，会造成卫气营血生理功能的失常，破坏了人体的动态平衡，从而导致温热病的发生。此种辨证方法是在伤寒六经辨证的基础上发展起来的，又弥补了六经辨证的不足，从而丰富了外感病辨证学的内容。

卫气营血代表温热邪气侵犯人体所引起的疾病浅深轻重不同的四个阶段，其相应临床表现可概括为卫分证、气分证、营分证、血分证四类证型。

证型	辨证要点	治则
卫分证	发热，微恶寒，头痛，口干，咽痛，舌尖红，脉浮数	宣肺解表
气分证	身体壮热，不恶寒，反恶热，汗出而热不解，舌红，苔黄，脉数	清泄气分之热
营分证	身热夜甚，口渴不甚，心烦不寐，甚或神昏谵语	清营泄热
血分证	血热妄行证：在营分证的基础上，更见灼热躁扰，昏狂谵妄，斑疹透露，吐衄，便血，尿血，舌质深绛或紫，脉细数 血热伤阴证：持续低热，暮热朝凉，五心烦热，口干咽燥，心烦不寐，舌上少津，脉虚细数	血热妄行证以清热凉血止血为治则； 血热伤阴证以滋阴凉血为治则

＊ 三焦辨证

三焦辨证，主要用于外感温热病，为清代医家吴鞠通所倡。它是根据《黄帝内经》关于三焦所属部位的概念，大体将人体躯干所隶属的脏器，划分为上、中、下三个部分：从咽喉至胸膈属上焦；脘腹属中焦；下腹及二阴属下焦。

＊ 经络辨证

经络辨证，是以经络学说为理论依据，对患者的症状体征进行分析综合，以判断病属何经、何脏、何腑，从而进一步确定发病原因、病变性质、病理机转的一种辨证方法，是中医诊断学的重要组成部分。经络辨证与脏腑辨证互为补充，二者不可截然分开。

＊ 六经辨证

六经辨证是东汉医学家张仲景在《黄帝内经·素问·热论》等篇的基础上，结合伤寒病证的传变特点所创立的一种论治外感病的辨证方法。它以六经（太阳经、阳明经、少阳经、太阴经、少阴经、厥阴经）为纲，将外感病演变过程中所表现的各种证候，总结归纳为三阳病（太阳病、阳明病、少阳病）、三阴病（太阴病、少阴病、厥阴病）六类，分别从邪正盛衰、病变部位、病势进退及其相互传变等方面阐述外感病各阶段的病变特点。凡是抗病能力强、病势亢盛的，为三阳病；抗病力衰减、病势虚弱的，为三阴病。

中药
中医治病的制胜法宝

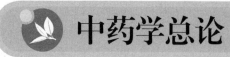

中药学总论

* 中药的采集

中药的采收季节、时间、方法和贮藏等对其品质好坏有着很大的关系，所以，采药要根据不同的药用部分（如植物的根、茎、叶、花、果实、种子或全草都有一定的生长成熟时期，动物有一定的捕捉与加工时期），有计划地进行采制和贮藏，这样才能得到产量较高和品质较好的药物，以保证药物的供应和疗效。一般植物类的药物采收原则如下。

① 全草、茎枝及叶类药物大多在夏秋季节植株充分成长、茎叶茂盛或开花时期采集。

② 根和根茎类药物一般在秋季植物地上部分开始枯萎或早春植物抽苗时采集。

③ 花类药物多在花未开放的花蕾时期或刚开时采集，以免香味失散、花瓣散落，影响质量。

④ 果实类药物除少数用未成熟果实如青皮等外，一般应在果实成熟时采集。

⑤ 种子通常在完全成熟后采集。

⑥ 树皮和根皮类药物通常是在春夏间剥取。

动物药的采收原则一般是：潜藏在地下的小动物，在夏秋季捕捉，如蚯蚓、蟋蟀；大动物虽然四季都可捕捉，但一般在秋冬季猎取，不过鹿茸必须在雄鹿幼角未角化时采取。

* 中药的炮制

炮制，又称炮炙，是指药物在应用或制成各种剂型之前，根据医疗、调制、制剂的需要而进行必要加工处理的过程。常见的炮制方法有洗、漂、泡、渍、水飞、煅、炒、炮、煨、炙、烘、焙、蒸、煮、淬等。

* 中药的性味

药物的性味，代表药物的药性和滋味两个方面。其中的"性"又称为"气"。

性和味的作用，既有区别又有联系。

四气，就是寒、热、温、凉四种药性。寒凉和温热是对立的两种药性；寒和凉之间、热和温之间，是程度上的不同，也就是说药性相同，但在程度上有差别，温次于热、凉次于寒。

熟悉了各种药物的药性，就可以根据"疗寒以热药、疗热以寒药"和"热者寒之、寒者热之"的治疗原则针对病情适当应用了。寒凉药大多具有清热、泻火、解毒等作用，常用来治疗热性病证。温热药大多具有温中、助阳、散寒等作用，常用来治疗寒性病证。此外，还有一些药物的药性较为平和，称为"平"性。由于平性药没有寒凉药或温热药的作用显著，所以实际上虽有寒、热、温、凉、平五气，但一般仍称为四气。

五味，就是辛、甘、酸、苦、咸五种不同的滋味。在五味以外，还有淡味、涩味。

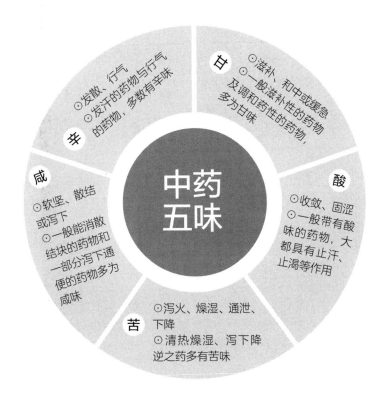

气和味的关系

每一种药物既具有一定的气，又具有一定的味。由于气有气的作用，味有味的作用，必须将气和味的作用综合起来看待。

＊ 中药的配伍

配伍，就是按照病情需要和药物性能，有选择地将两种以上的药物合在一起应用。

由于药物与药物之间会相互作用，所以有些药物会因协同作用而增进疗效，但是也有些药物却可能互相对抗而抵消、削弱原有的功效；有些药物因为相互配用而减轻或消除了毒性或副作用，但是也有些药物反而因为相互作用而使其作用减弱或产生副作用等。对于这些情况，古人曾将其总结归纳为七种情况，叫做药性"七情"，内容如下。

（1）单行　单用一味药来治疗疾病。如独参汤，单用一味人参大补元气、治疗虚脱等。

（2）相须　功用相类似的药物，配合应用后可以起到协同作用，可以加强药物的疗效。

（3）相使　用一种药物作为主药，配合其他药物来提高主药的功效。如胃火引起的牙痛,可以用石膏清胃火,再配合牛膝引火下行,促使胃火牙痛更快地消除等。

（4）相畏　一种药物的毒性或其他有害作用能被另一种药抑制或消除。如生半夏有毒性，可以用生姜来消除它的毒性。

（5）相杀　一种药能消除另一种药物的毒副作用。如防风能杀砒霜毒，绿豆能减轻巴豆毒性等。

（6）相恶　两种药物配合应用以后，一种药物可以减弱另一种药物的药效。如人参能大补元气，配合莱菔子（白萝卜籽）同用，就会减弱人参的补气作用等，所以民间多流传人参不能和白萝卜同吃。

（7）相反　两种药物配合应用后，可能发生剧烈的副作用。

以上"七情"，除了单行以外，其他都是配伍时需要注意的。

＊ 中药的用法

中药的服用方法，分为内服和外用两种。

①外用：一般用于外科、伤科、针灸科，以及眼耳口腔等疾病。常用灸法、敷药法、洗浴法、吹喉法、点眼法、温烫法、坐药法等。

②内服：有汤、丸、散、膏、露、酒等剂型。汤剂的应用最为广泛，这里限于篇幅也仅介绍汤剂的应用。

1. 煎药法

用水 以清净而无杂质的河水、井水以及自来水为宜。入煎以前最好先用冷水将药物淹没并略高一些，浸泡半小时后再煎。

火候 火候需要根据药物性质而定。如气味芳香、容易挥发的花叶类药物，一般须武火急煎，煮一二沸，即可服用，否则煎煮过久，可能丧失药效；如滋腻质重、不易出汁的根或根茎类药物，一般须文火久煎，否则没有煮透，浪费药材。

煎煮时间 煎药时间一般在15~20分钟。但是对于一些矿石贝壳类药物，如石膏、珍珠母、生牡蛎等不易出汁的，就需要先用水煎15~20分钟，然后再加其他药物同煎，处方时要注明"先煎"或"先入"。另外，还有一些含挥发油的芳香药物，如砂仁、豆蔻等久煎容易丧失药效的，就应该在其他药物将要煎好时，再放入煎一二沸，处方时要注明"后下"或"后入"。

此外，有些粉末或小粒的种子类药物，应该"包煎"，即用布包起来煎煮，以免烧焦或使药汁混浊；有些药物需要"另煎"或"另烊"，如人参、阿胶等，然后再冲入煎好的药汁中饮服；有些药物不必煎煮，如芒硝等，只要将药冲入溶化后即可服用。

2. 服药法

服药量 一般每天1剂；病情严重的，如急性病发高热等，可以考虑每天服2剂；慢性疾病，也可1剂分2天服用，或隔1天服1剂。每剂药物一般煎2次，有些补药也可以煎3次。每次煎成药汁150~200毫升，可以分头煎、二煎分服，也可将两次煎的药汁混合后分2~3次服用。

服药时间 一般每天服药2次，上午1次、下午1次，或下午1次、临睡前1次，在饭后2小时左右服用较好。但也有人认为病在上焦的宜饭后服，病在下焦的宜饭前服。驱虫药最好在清晨空腹时服用。治疗急性病症的药随时可服，不必拘泥于规定时间。

服药冷热 一般应在药液温而不凉时饮服。但对于寒性病症则需要热服，对于热性病症则需要冷服；真热假寒的病症，用寒性药物而宜于温服，真寒假热的病症用温热药而宜于冷服。

以上只是通行的方法，具体使用时必须根据病情灵活处理。

常用中药的功效及用法

＊ 解表药

能疏肌解表、促使发汗，用以发散表邪、解除表证的药物，称为解表药。解表药根据性能，分为发散风寒药、发散风热药两类。

发散风寒药

常用的发散风寒药有麻黄、桂枝、紫苏、荆芥、防风、羌活、紫苏叶、白芷、香薷、生姜、葱白等。发散风寒药性味辛温，走表，主入肺、膀胱经，主治风寒表证。

 味辛、微苦，性温，入肺、膀胱经；2~10 克。

| 辛温发散 | 宣肺气，发汗解表 | 风寒感冒 | 麻黄汤 |

| 辛散苦泄温通宣畅 | 宣肺平喘 | 胸闷咳喘 | 三拗汤（咳喘实证）
小青龙汤（寒痰停饮）
麻杏石甘汤（肺热壅盛） |

| 辛温，入肺、膀胱经 | 宣肺气，调通水道 | 水肿 | 甘草麻黄汤、越婢加术汤 |

 味辛、甘，性微温，入膀胱、肝、脾经；5~10 克。

| 辛温发散 | 祛风解表 | 感冒头痛 | 荆防败毒散（风寒表证）
羌活胜湿汤（外感风湿）
玉屏风散（卫气不足，邪入伤正）
风热表证配薄荷、蝉蜕、连翘等 |

| | 祛风散寒，胜湿止痛 | 风湿痹痛 | 蠲痹汤（风寒湿痹）
郁而化热者，与地龙、薏苡仁、乌梢蛇等同用 |

| | 祛风止痒 | 风疹瘙痒 | 消风散（风寒型）
湿热者与土茯苓、白鲜皮、赤小豆同用 |

味辛，性温，入肺、脾经；5~10 克。

| 辛散温化 | 发汗解表，兼能化痰止咳 → | 风寒感冒 咳嗽呕恶 | 香苏散（风寒气滞） 杏苏散（风寒咳嗽痰多） |

| 味辛能行 | 宽中除胀，和胃止呕，兼能安胎 → | ·脾胃气滞偏寒者，与砂仁、丁香同用 偏热者，与黄连、芦根同用 ·妊娠气逆胎动，与砂仁、陈皮同用 ·鱼蟹毒而致腹痛吐血者，单品煎服，或与生姜、陈皮、藿香同用 |

 味辛、苦，性温，入膀胱、肾经；3~10 克。

| 辛温发散 | 解表散寒，祛风胜湿，止痛 → | 风寒感冒 头痛项强 | 九味羌活汤（外感风寒夹湿） 羌活胜湿汤（风湿在表） |

| 辛散祛风 | 祛风湿，止痛 → | 风湿痹痛 肩背酸痛 | 蠲痹汤（上半身风寒湿痹、肩背酸痛） 羌活芎藁汤（风寒、风湿头痛） |

 味辛、甘，性温，入心、肺、膀胱经；3~10 克。

| 辛甘温煦 | 助卫实表，发汗解肌 → | 风寒感冒 | 麻黄汤（表实无汗） 桂枝汤（表虚有汗） |

| 辛散温通 | 温通经脉，散寒止痛 → | 寒凝血滞诸痛 | 枳实薤白桂枝汤（胸痹心痛） 小建中汤（脘腹冷痛） 温经汤（血寒经闭） |

| 甘补温阳 | 温脾阳、肾阳以助水运 → | 痰饮水肿 | 苓桂术甘汤（脾阳虚型痰湿） 五苓散（肾虚水肿） |

发散风热药

发散风热药性味多辛凉，发汗作用较为缓和，适用于外感风热初起、发热恶寒等热象比较突出的表证。

味辛，性凉，入肺、肝经；3~10克，后下。

味辛性凉	辛以发散，凉以清热	风热感冒、风温初起｜银翘散
清扬升浮 芳香通窍	疏散上焦风热	头痛眩晕　上清散（头痛眩晕） 目赤多泪　六味汤（咽喉肿痛） 口舌生疮　目赤多泪，常与菊花、桑叶、 蔓荆子同用
质轻宣散	疏风散热，透疹止痒	麻疹不透　竹叶柳蒡汤（麻疹不透） 风疹瘙痒　风疹瘙痒，常与荆芥、防风、 僵蚕同用
质轻入肝	疏肝行气	肝郁气滞　逍遥散（肝郁型月经不调） 胸胁胀闷　薄荷汤（暑湿呕吐）

 味辛、甘、苦，性微寒，入肺、肝经；5~10克。

味辛疏散	疏散肺经风热	风热感冒、风温初起｜桑菊饮
性寒入肝经	清肝热平肝阳	肝阳上亢　羚角钩藤汤 头晕目眩
辛散苦泄 入肝经	疏散肝经风热，泻肝明目	目赤肿痛　杞菊地黄丸 眼目昏花
味苦性微寒	清热解毒	疮痈肿痛｜甘菊汤（较野菊花少用）

 味微甘、辛，性微寒，入肺、脾、大肠、胃经；3~10克。

辛甘微寒	发表退热	风热感冒　常与桑叶、菊花、薄荷同用 发热头痛　清震汤
寒以清热	清热解毒	齿痛、口疮　清胃散 咽喉肿痛　普济消毒饮 阳毒发斑　常与生石膏、大青叶、紫草 等同用
入脾胃经	引脾胃清气上升	气虚脱肛　补中益气汤 子宫脱垂　升陷汤 崩漏下血　举元煎

味苦、甘，性寒，入肺、肝经；5~10克。

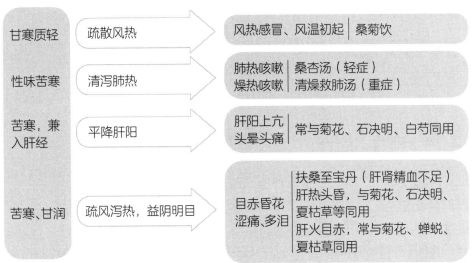

甘寒质轻	疏散风热	风热感冒、风温初起 | 桑菊饮
性味苦寒	清泻肺热	肺热咳嗽 | 桑杏汤（轻症） 燥热咳嗽 | 清燥救肺汤（重症）
苦寒，兼入肝经	平降肝阳	肝阳上亢头晕头痛 | 常与菊花、石决明、白芍同用
苦寒、甘润	疏风泻热，益阴明目	目赤昏花涩痛、多泪 | 扶桑至宝丹（肝肾精血不足） 肝热头昏，与菊花、石决明、夏枯草等同用 肝火目赤，常与菊花、蝉蜕、夏枯草同用

 味辛、苦，性微寒，入肝、胆、肺经；3~10克。

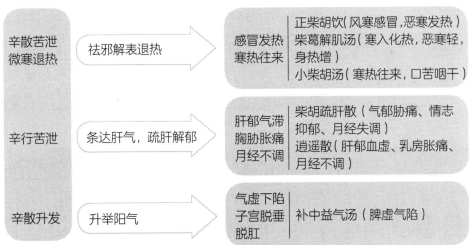

辛散苦泄微寒退热	祛邪解表退热	感冒发热寒热往来 | 正柴胡饮（风寒感冒,恶寒发热） 柴葛解肌汤（寒入化热,恶寒轻,身热增） 小柴胡汤（寒热往来,口苦咽干）
辛行苦泄	条达肝气，疏肝解郁	肝郁气滞胸胁胀痛月经不调 | 柴胡疏肝散（气郁胁痛、情志抑郁、月经失调） 逍遥散（肝郁血虚、乳房胀痛、月经不调）
辛散升发	升举阳气	气虚下陷子宫脱垂脱肛 | 补中益气汤（脾虚气陷）

（注：疏散退热宜生用，疏肝解郁宜醋炙，升举阳气宜生用或酒炙。）

* 清热药

以清解里热为主要作用的药物，称为清热药。可分为清热泻火药、清热燥湿药、清热解毒药、清热凉血药、清虚热药。

清热泻火药

清热泻火药能清解气分实热，适用于高热烦渴、神昏、脉洪实有力、苔黄或燥等里热炽盛的症候。常用的有石膏、芦根、夏枯草、决明子、栀子等。

对于体质虚弱者使用本类药物时，当考虑照顾正气，勿令攻伐太过，必要时可与扶正药物配伍应用。

 味辛、甘，性大寒，入肺、胃经；15~60克，先煎。

| 味辛、甘 性大寒 | 清热泻火，除烦止渴 → | 外感热病 高热烦渴 | 白虎汤（壮热，烦渴，汗出） 竹叶石膏汤（暑热之气津两伤，心烦口渴） |
| 辛寒入肺经 | 清泻肺经实热 → | 肺热咳喘 | 麻杏石甘汤 |

 味苦，性寒，入心、肺、三焦经；6~10克。外用生品适量，研末调敷。

味苦性寒	清泄三焦火邪，除烦 →	热病心烦	栀子豉汤（热病心烦） 黄连解毒汤（热病火毒炽盛，神昏谵语）
苦能燥湿 寒能清热	清利下焦肝胆湿热 →	湿热黄疸	茵陈蒿汤
苦寒降泄	清肝胆火 →	目赤肿痛	常与黄连、龙胆、夏枯草等配伍

夏枯草 味辛、苦，性寒，入肝、胆经；9~15克。

| 苦寒降泄 入肝经 | 清泻肝火以明目 → | 肝火上炎之目赤肿痛、头痛、眩晕 | 常与菊花、桑叶、决明子同用 头痛眩晕，可与钩藤、决明子、菊花等同用 |
| 辛散 | 散结消肿 → | 乳房胀痛 乳痈 | 常与蒲公英、浙贝母、柴胡等同用 |

味甘、苦、咸，性微寒，入肝、大肠经；9~15克。

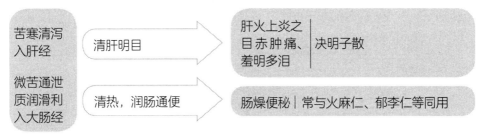

 味甘，性寒，入肺、胃经；15~30克，鲜品用量加倍，或捣汁用。

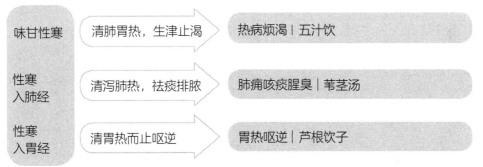

清热燥湿药

清热燥湿药性味多苦寒，苦能燥湿，寒能清热，用于湿热内蕴或湿邪化热的证候，如心烦口苦、小便短赤、泄泻、黄疸、关节肿痛、耳肿疼痛流脓等。常用的有苦参、黄芩、黄连、黄柏、龙胆等。

清热燥湿药一般不适用于津液亏耗或脾胃虚弱等证，如需使用，也应分别配伍养阴或益胃药同用。

 味苦，性寒，入心、肝、胃、大肠、膀胱经；4.5~9克，外用适量，煎汤洗患处。

| 苦寒较强
入膀胱经 | 清热燥湿，兼利尿 ➡ | 湿热泻痢
湿热黄疸 | 香参丸（下痢脓血）
苦参地黄丸（痔疮出血）
治谷疸方（湿热黄疸）
塌痒汤（湿热带下） |
| 味苦性寒 | 清热燥湿，杀虫止痒 ➡ | 湿疹湿疮
皮肤瘙痒
疥癣麻风 | 参角丸（皮肤瘙痒）
消风散（风疹瘙痒）
苦参汤（疥癣瘙痒）
湿疹、湿疮，可煎水擦洗 |

 味苦，性寒，入肺、胆、脾、大肠、小肠经；3~10克。

苦寒	清肺热、肝胆大肠湿热 ➡	湿温、暑湿 胸闷呕恶 黄疸	黄芩滑石汤（湿温或暑湿初起） 半夏泻心汤（湿热中阻，呕吐） 芍药汤（湿热泻痢） 湿热黄疸，配茵陈、栀子等
苦寒 入肺经	清肺热 ➡	肺热咳嗽 高热烦渴	清金丸、清肺汤 清气化痰丸（痰热咳喘） 凉膈散（高热烦渴）
苦寒	清热安胎 ➡	胎动不安	当归散（胎热之胎动不安） 安胎丸（血虚有热之胎动不安）

 味苦，性寒，入肾、膀胱经；3~12克，外用适量。

苦寒沉降	清泻下焦湿热 ➡	湿热泻痢 湿热黄疸	白头翁汤（湿热泻痢） 栀子柏皮汤（湿热黄疸尿赤） 易黄汤（湿热带下） 萆薢分清饮（湿热小便短赤）
苦寒 入肾经	泻火，退骨蒸 ➡	骨蒸劳热 盗汗遗精	知柏地黄丸、大补阴丸
苦寒	解毒疗疮 ➡	疮疡肿毒 湿疹湿疮	黄连解毒汤（内服） 外用时可配大黄、黄连外搽， 或与苦参、白鲜皮等配伍

清热解毒药

清热解毒药能清热邪、解热毒，适用于各种热毒病症，如丹毒、斑疹、疮痈、喉痹、痢疾等。常用的有金银花、连翘、蒲公英、野菊花、大青叶、板蓝根、马齿苋等。

若热毒在血分，可与凉血药配合应用；火热炽盛，可与泻火药配合应用；夹湿者，可与燥湿药配合应用。属于阴证、寒证者，不宜使用清热解毒药。

 味甘，性寒，入肺、胃、心经；6~15克。

| 甘寒 | → 清热解毒，消散痈肿 | 热毒疮痈 | 仙方活命饮（热毒初起）
五味消毒饮（肿毒坚硬根深）
清肠饮（肠痈腹痛） |
| 甘寒质轻
芳香疏透 | → 清热解毒，疏风散热 | 风热感冒
温病发热 | 银翘散（温病初起）
清营汤（热入气分，壮热）
神犀丹（热入血分，高热神昏）
清络饮（清解暑热） |

 味苦，性微寒，入肺、心、小肠经；6~15克。

苦寒	→ 清热解毒，消肿散结	瘰疬 痈疽 乳痈	加减消毒饮（痈疽红肿未溃） 连翘解毒汤（脓出溃烂） 治乳痈常与蒲公英、紫花地丁、漏芦等同用
	→ 疏散风热	风热感冒 高热烦渴 温病初起	银翘散（风热初起） 清营汤（热入营分） 神犀丹（热入血分） 热入心包，高热烦躁、神昏，常与黄连、莲子心等同用
苦寒降泄 入心经	→ 清心利尿	湿热壅盛 所致热淋 涩痛	多与车前子、白茅根、竹叶等配伍

蒲公英　味苦、甘，性寒，入肝、胃经；10~15 克。

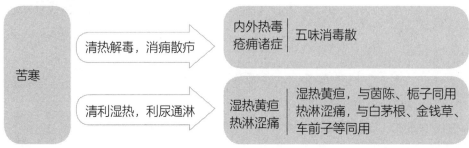

| 苦寒 | 清热解毒，消痈散疗 → | 内外热毒疮痈诸症 | 五味消毒散 |
| | 清利湿热，利尿通淋 → | 湿热黄疸热淋涩痛 | 湿热黄疸，与茵陈、栀子同用
热淋涩痛，与白茅根、金钱草、车前子等同用 |

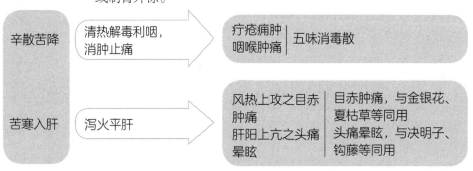**野菊花**　味苦、辛，性微寒，入肝、心经；9~15 克，外用适量，煎汤外洗或制膏外涂。

| 辛散苦降 | 清热解毒利咽，消肿止痛 → | 疗疮痈肿咽喉肿痛 | 五味消毒散 |
| 苦寒入肝 | 泻火平肝 → | 风热上攻之目赤肿痛
肝阳上亢之头痛晕眩 | 目赤肿痛，与金银花、夏枯草等同用
头痛晕眩，与决明子、钩藤等同用 |

清热凉血药

　　清热凉血药常用于血热妄行之吐血、衄血、血热发斑疹及温热病邪入营血、热甚心烦、舌绛神昏等症。常用的有生地黄、牡丹皮、玄参、赤芍、水牛角等。

　　清热凉血药适用于热在血分证，若气血两燔，可配合清热泻火药同用。

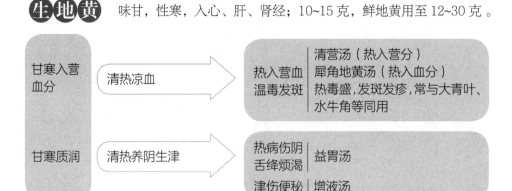**生地黄**　味甘，性寒，入心、肝、肾经；10~15 克，鲜地黄用至 12~30 克 。

甘寒入营血分	清热凉血 →	热入营血温毒发斑	清营汤（热入营分） 犀角地黄汤（热入血分） 热毒盛，发斑发疹，常与大青叶、水牛角等同用
甘寒质润	清热养阴生津 →	热病伤阴舌绛烦渴	益胃汤
		津伤便秘	增液汤

牡丹皮 味辛、苦，性微寒，入心、肝、肾经；6~12 克。

苦寒，入心肝血分

| 清解营血分实热 → | 热入营血之发斑、出血 | 犀角地黄汤（吐血、衄血）温毒发斑，可配栀子、大黄、黄芩等 |

| 清透阴分伏热 → | 温邪伤阴阴虚发热 | 青蒿鳖甲汤（夜热早凉、退热无汗）阴虚内热，无汗骨蒸，常与生地黄、麦冬等同用 |

| 清热凉血，消瘀散痛 → | 痈肿疮毒 | 可配大黄、白芷、甘草等 |

辛行苦泄

| 活血祛瘀 → | 血滞之经闭、痛经、跌扑伤痛 | 桂枝茯苓丸（血滞经闭、痛经）跌扑伤痛，可与红花、乳香、没药等同用 |

清虚热药

清虚热药主要用于治疗阴虚内热证。常用的有地骨皮、青蒿、白薇、银柴胡等。

地骨皮 味甘，性寒，入肺、肝、肾经；9~15 克。

甘寒清润入肝肾经

| 清虚热，除骨蒸 → | 阴虚潮热骨蒸盗汗 | 常与知母、鳖甲等配伍 |
| | 内热消渴 | 常与天花粉、生地黄、麦冬等同用 |

性寒入肺经

| 清泄肺热 → | 肺火郁结所致咳嗽气喘 | 泻白散 |

甘寒入血分

| 清热凉血止血 → | 血热妄行之吐血、衄血、尿血等，可与小蓟、侧柏叶、白茅根等配伍 |

味辛、苦，性寒，入肝、胆经；6~12克，后下。

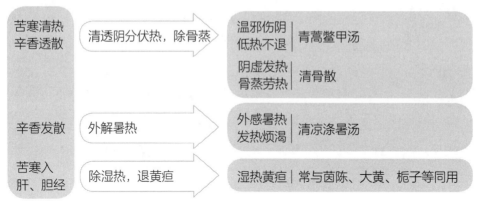

* 泻下药

能攻积、逐水，引起腹泻，或具润肠通便作用的药物，称为泻下药。可分为润下药、攻下药、竣下逐水药。竣下逐水药药性剧烈，多有毒，应慎用，比如甘遂、巴豆、京大戟、芫花，尤应注意用量。

润下药

本类药物多为植物种子，富含油脂，味甘质润，能润滑大肠，促使排便而不致竣泄。适用于年老津枯、产后血虚、热病伤津及失血等所致的肠燥便秘。常用的有火麻仁、郁李仁、松子仁等。

 味甘，性平，入脾、胃、大肠经；10~15克。

甘平，质润多脂	润肠通便	血虚津亏肠燥便秘	单品和米煮粥，或与杏仁、郁李仁、紫苏子等同用

攻下药

本类药大多苦寒沉降，主入胃、大肠经，既有较强的攻下通便作用，又有清热泻火之效。主要用于大便秘结、燥屎坚结及实热积滞之症。常用的有大黄、芒硝、番泻叶、芦荟等。应用时常辅以行气药，以加强泻下及消除胀满的作用。若治冷积便秘者，须配用温里药。

味苦，性寒，入脾、胃、大肠、心包、肝经；3~15克，用于泻下不宜久煎。外用适量，研末敷患处。

苦寒泻下	涤荡肠胃，清热泻火	实热积滞便秘	大承气汤（实热便秘） 温脾汤（脾阳不足，冷积便秘） 增液承气汤（热结津伤） 黄龙汤（里实热结而气血不足）
苦寒入心包、肝经	凉血解毒逐瘀通经	产后瘀阻 瘀血经闭 跌打损伤 痈肿疔疮 肠痈腹痛	下瘀血汤（产后恶露不净） 核桃承气汤（瘀血经闭） 复元活血汤（跌打损伤）
苦寒燥湿	泻下通便，疏导湿热	湿热痢疾 黄疸尿赤 淋证	湿热痢疾，与黄连、木香等同用 茵陈蒿汤（黄疸尿赤） 八正散（湿热淋证）

＊ 祛风湿药

凡具有祛除风湿、解除痹痛功能的药物，称为祛风湿药。可分为祛风寒湿药、祛风湿热药、祛风湿强筋骨药。

祛风寒湿药

本类药多味辛苦性温，辛能行散祛风，苦能燥湿，温通祛寒。适用于风寒湿痹、肢体关节疼痛、痛有定处、遇寒加重等。

 味辛、苦，性微温，入肾、膀胱经；3~10克。

| 辛散温通性善下行 | 祛风湿，止痹痛 | 风寒湿痹腰膝疼痛 | 独活寄生汤（痹证日久正虚，腰膝酸软，关节屈伸不利）
风寒湿痹，肌肉、腰背、手足疼痛，与当归、白术、牛膝同用 |
| 辛散苦燥温通 | 发散风寒湿邪而解表 | 风寒夹湿头痛 | 羌活胜湿汤 |

味辛，性温，入肝、胃经；3~12克，后下。

辛散祛风	除风湿，通络止痛	风湿痹痛腰膝酸痛	风寒湿痹，关节疼痛者，与防己、威灵仙、木瓜配伍 肝肾亏虚、寒湿痹阻、腰膝酸软疼痛者，与杜仲、续断、独活等同用
辛散温通	止痛作用强	寒凝腹痛	可与高良姜、延胡索配伍
		龋齿牙痛	可与细辛、花椒同用
		血瘀痛经	可与川芎、当归、香附等配伍
		跌打伤痛	可与当归、乳香、没药等同用
辛散苦燥	祛风除湿止痒	风疹湿疹	单用内服与外洗，亦可与苦参、黄柏、白鲜皮等配伍

 味辛、咸，性温，入膀胱经；6~10克。

辛散温通	祛风湿，通经止痛	风湿痹痛	威灵仙散（风邪偏盛，拘挛掣痛，游走不定）
味咸	软坚而消骨鲠	骨鲠咽喉	可单用或与砂糖、醋煎后慢慢咽下，也可与砂仁、砂糖煎服

祛风湿热药

本类药多味辛苦性寒，辛能行散，苦能降泻，寒能清热。主要用于风湿热痹、关节红肿热痛。

 味苦，性平，入肝经；9~15克。

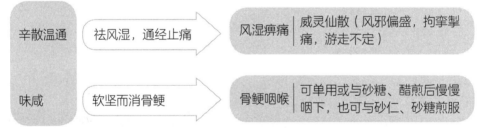

味苦燥湿，祛风而善达四肢	祛风湿，通利关节	风湿痹痛	单用煎服治风湿痹痛 痹痛偏寒者，配桂枝、威灵仙等； 偏热者，配络石藤、忍冬藤等 偏气血虚者，配黄芪、当归等

味苦、辛，性平，入胃、肝、胆经；3~10克。

辛散苦泄	清热除痹	风湿痹证 骨节酸痛	秦艽天麻汤（风寒湿痹）热痹，配防己、络石藤、忍冬藤
苦以降泄 燥湿	清肝胆湿热而退黄	湿热黄疸	山茵陈丸
味苦质偏润	退虚热，除骨蒸	骨蒸潮热	秦艽鳖甲散

 味苦、辛，性寒，入膀胱、肺经；5~10克。

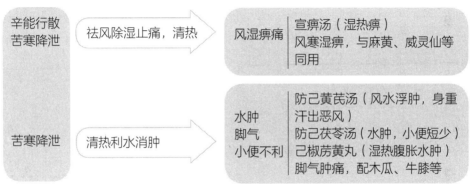

| 辛能行散 苦寒降泄 | 祛风除湿止痛，清热 | 风湿痹痛 | 宣痹汤（湿热痹）风寒湿痹，与麻黄、威灵仙等同用 |
| 苦寒降泄 | 清热利水消肿 | 水肿 脚气 小便不利 | 防己黄芪汤（风水浮肿，身重汗出恶风）防己茯苓汤（水肿，小便短少）己椒苈黄丸（湿热腹胀水肿）脚气肿痛，配木瓜、牛膝等 |

祛风湿强筋骨药

本类药主入肝肾经，除祛风湿外，兼有补肝肾、强筋骨作用。主要用于风湿日久、肝肾虚损、腰膝酸软、脚弱无力等。

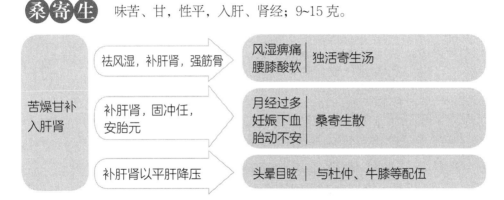 味苦、甘，性平，入肝、肾经；9~15克。

苦燥甘补 入肝肾	祛风湿，补肝肾，强筋骨	风湿痹痛 腰膝酸软	独活寄生汤
	补肝肾，固冲任，安胎元	月经过多 妊娠下血 胎动不安	桑寄生散
	补肝肾以平肝降压	头晕目眩	与杜仲、牛膝等配伍

五加皮 味辛、苦，性温，入肝、肾经；5~10克。

辛散苦燥温能驱寒兼有补益之功	燥湿祛风 →	风湿痹病久病体虚	五加皮酒、五加皮散
	温补肝肾，强筋骨 →	筋骨痿软体虚乏力	常与牛膝、杜仲配伍
	利水消肿 →	水肿脚气肿痛	五皮散（水肿，小便不利）寒湿之脚气肿痛，可与木瓜、蚕沙、吴茱萸等配伍

* 利水渗湿药

能通利水道、渗除水湿的药物称为利水渗湿药。可分为利水消肿药、利尿通淋药、利湿退黄药。

利水消肿药

本类药多味甘淡平或微寒，淡能渗泄水湿，使小便畅利，水肿消退。用于水湿内停之水肿、小便不利，以及泄泻、痰饮等。

 味甘、淡，性平，入心、肺、脾、肾经；10~15克。

味甘能补淡则能渗	利水消肿，驱邪扶正 →	水肿尿少	五苓散（水湿内停之水肿）真武汤（脾肾阳虚之水肿）猪苓汤（水热互结，阴虚水肿）
	健脾渗湿而止泻 →	脾虚食少便溏泄泻	参苓白术散（脾虚湿盛之泄泻）四君子汤（脾虚之虚弱乏力）
	补益心脾，宁心安神 →	心神不安惊悸失眠	归脾汤（心血不足）安神定志丸（心气虚）

味甘、淡，性寒，入肾、膀胱经；6~10克。

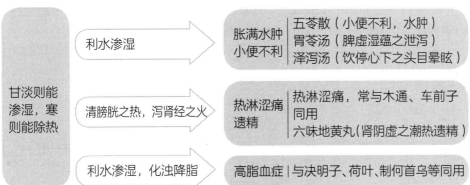

甘淡则能渗湿，寒则能除热

利水渗湿 → 胀满水肿 小便不利
- 五苓散（小便不利，水肿）
- 胃苓汤（脾虚湿蕴之泄泻）
- 泽泻汤（饮停心下之头目晕眩）

清膀胱之热，泻肾经之火 → 热淋涩痛 遗精
- 热淋涩痛，常与木通、车前子同用
- 六味地黄丸（肾阴虚之潮热遗精）

利水渗湿，化浊降脂 → 高脂血症
- 与决明子、荷叶、制何首乌等同用

 味甘、淡，性微寒，入脾、胃、肺经；9~30克；孕妇慎用。

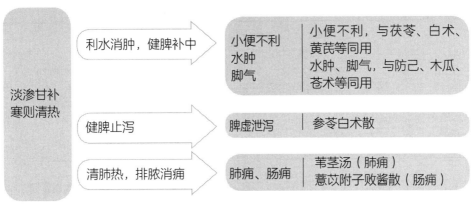

淡渗甘补寒则清热

利水消肿，健脾补中 → 小便不利 水肿 脚气
- 小便不利，与茯苓、白术、黄芪等同用
- 水肿、脚气，与防己、木瓜、苍术等同用

健脾止泻 → 脾虚泄泻 | 参苓白术散

清肺热，排脓消痈 → 肺痈、肠痈
- 苇茎汤（肺痈）
- 薏苡附子败酱散（肠痈）

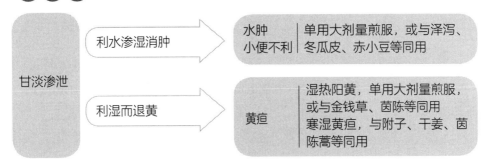 味甘、淡，性平，归膀胱、肝、胆经；15~30克，鲜品加倍。

甘淡渗泄

利水渗湿消肿 → 水肿 小便不利
- 单用大剂量煎服，或与泽泻、冬瓜皮、赤小豆等同用

利湿而退黄 → 黄疸
- 湿热阳黄，单用大剂量煎服，或与金钱草、茵陈等同用
- 寒湿黄疸，与附子、干姜、茵陈蒿等同用

利尿通淋药

本类药多苦寒，或甘淡寒，苦能降泄，寒能清热，走下焦则清利下焦湿热、利尿通淋。主要用于热淋、血淋、石淋、膏淋等。

 味甘、淡，性微寒，入肺、胃经；3~5克；孕妇慎用。

甘淡渗泄性寒而质轻	引热下降而利小便	湿热淋证水肿尿少	通草饮子（热淋之小便不利） 通草散（水湿停聚之水肿尿少）
入胃经	通胃气上达而下乳汁	产后乳汁不下	通乳汤

车前子 味甘，性寒，入肝、肾、小肠、肺经；9~15克，包煎。

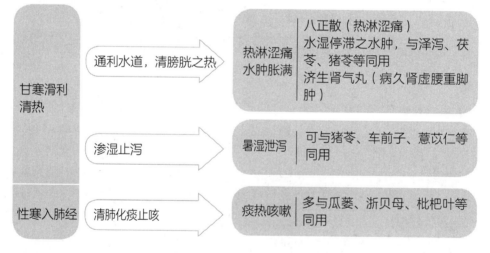

甘寒滑利清热	通利水道，清膀胱之热	热淋涩痛水肿胀满	八正散（热淋涩痛） 水湿停滞之水肿，与泽泻、茯苓、猪苓等同用 济生肾气丸（病久肾虚腰重脚肿）
	渗湿止泻	暑湿泄泻	可与猪苓、车前子、薏苡仁等同用
性寒入肺经	清肺化痰止咳	痰热咳嗽	多与瓜蒌、浙贝母、枇杷叶等同用

利湿退黄药

本类药多苦寒，能清泄湿热、利胆退黄，主要用于湿热黄疸，症见目黄、身黄、小便黄等。

味苦、辛，性微寒，入脾、胃、肝、胆经；6~15克；外用适量，煎汤熏洗。

| 苦泄下降 燥湿 微寒清热 | 清利脾胃肝胆之湿热 → | 黄疸尿少 | 茵陈蒿汤（湿热内蕴之阳黄证）茵陈五苓散汤（湿热黄疸，湿重于热）茵陈四逆汤（脾胃阳虚，寒湿郁滞之阴黄证） |
| | 清利湿热 → | 湿疮瘙痒 | 单味煎汤外洗，或与黄柏、苦参等同用 |

 味甘、咸，性微寒，入肝、胆、肾、膀胱经；15~60克。

| 性微寒 入肝、胆经 | 清热利湿退黄 → | 湿热黄疸 胆胀胁痛 | 湿热黄疸，常与茵陈、大黄、郁金等同用；肝胆结石、胆胀胁痛，可与茵陈、大黄、郁金等同用 |

* 化湿药

能化除湿浊、醒悦脾胃的药物，称为化湿药。常用的有广藿香、佩兰、砂仁、厚朴、豆蔻、苍术、草果等。

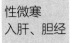 味辛，性微温，入脾、胃、肺经；3~10克。

| 辛散温通 气味芳香 入脾、胃经 | 化湿浊 → | 湿浊中阻之脘腹痞闷 | 不换金正气散 |
| | 芳香化湿，和中止呕 → | 湿浊中阻之呕吐 | 藿香半夏汤；偏热者配黄连、竹茹等，偏寒者配生姜、白豆蔻等 |

味辛，性平，入脾、胃、肺经；3~10克。

辛散 气味芳香	发表解暑	暑湿表证、 湿温初起， 发热倦怠， 胸闷不舒	常与藿香、荷叶、青蒿等同用。若湿温初起，可与滑石、薏苡仁、藿香等同用
气味芳香 入胃经	芳香化湿，醒脾开胃	湿浊中阻 脘痞恶呕 口臭多涎	兰草汤（口臭） 脘痞恶呕，配苍术、厚朴、白豆蔻等

 味辛，性温，入脾、胃、肾经；3~6克，后下。

辛散温通 气味芳香 入脾胃经	化湿醒脾开胃	湿浊中阻 脘痞不饥	香砂枳术丸（脾胃气滞） 香砂六君子汤（脾胃气虚）
	善温中暖胃而止吐止泻	脾胃虚寒之 呕吐泄泻	单用研末吞服，或与干姜、制附子等同用
	行气和中而止呕安胎	妊娠呕吐	缩砂丸（妊娠呕吐） 泰山磐石散（胎动不安）

 味苦、辛，性温，入脾、胃、肺、大肠经；3~10克。

苦燥辛散 入脾、胃、 肺、大肠经	燥湿下气除胀	湿滞伤中 脘痞吐泻	平胃散
	下气宽中，消积导滞	食积气胀 腹胀便秘	厚朴三物汤（积滞便秘） 大承气汤（热结便秘）
	燥湿消痰，下气平喘	痰饮咳喘	苏子降气汤（痰饮阻肺） 厚朴麻黄汤（寒饮化热） 桂枝汤加厚朴杏子汤（寒动宿喘）

* 理气药

能调理气分、舒畅气机的药物称为理气药。因善于行散气滞，故又称为行气药，作用较强者称为破气药。常用的有陈皮、枳实、木香、佛手、玫瑰花、檀香、甘松、路路通等。

 味辛、苦，性温，入脾、肺经；3~10克。

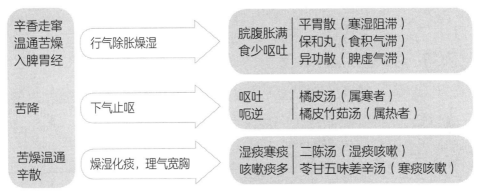

辛香走窜 温通苦燥 入脾胃经	行气除胀燥湿	脘腹胀满 食少呕吐	平胃散（寒湿阻滞） 保和丸（食积气滞） 异功散（脾虚气滞）
苦降	下气止呕	呕吐 呃逆	橘皮汤（属寒者） 橘皮竹茹汤（属热者）
苦燥温通 辛散	燥湿化痰，理气宽胸	湿痰寒痰 咳嗽痰多	二陈汤（湿痰咳嗽） 苓甘五味姜辛汤（寒痰咳嗽）

 味辛、苦、酸，性温，入肺、脾、胃、肝经；3~10克。

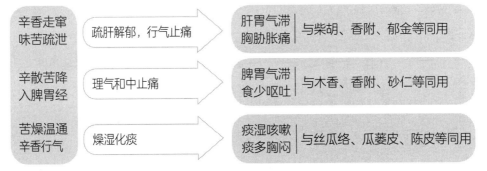

辛香走窜 味苦疏泄	疏肝解郁，行气止痛	肝胃气滞 胸胁胀痛	与柴胡、香附、郁金等同用
辛散苦降 入脾胃经	理气和中止痛	脾胃气滞 食少呕吐	与木香、香附、砂仁等同用
苦燥温通 辛香行气	燥湿化痰	痰湿咳嗽 痰多胸闷	与丝瓜络、瓜蒌皮、陈皮等同用

 味甘、微苦，性温，入肝、脾经；3~6克。

芳香行气 味苦疏泄	疏肝行气，宽中和胃	肝胃气痛 食少恶呕 乳房肿胀	与香附、佛手、砂仁等同用
性温通行	活血止痛	跌扑肿痛	与赤芍、当归、川芎等配伍

味苦、辛、酸，性微寒，入脾、胃经；3~10 克；孕妇慎用。

辛行苦降入脾胃经	破气消积导滞 →	积滞内停大便不通	曲麦枳术丸（食积气滞）
			大承气汤（热结便秘）
			枳实导滞丸（湿热痢疾）
	行气化痰以消痞 →	痰阻气滞胸痹结胸	枳实薤白桂枝汤（痰浊闭阻）
			小陷胸加枳实汤（痰热结胸）
			枳实消痞丸（痞满、食欲不振）

 味辛、苦，性温，入脾、胃、大肠、三焦、胆经；3~6 克。

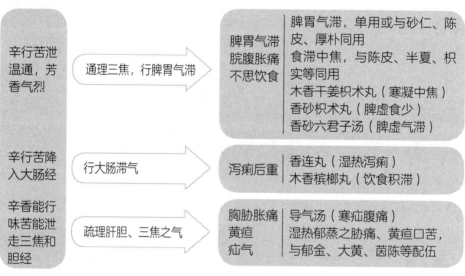

辛行苦泄温通，芳香气烈	通理三焦，行脾胃气滞 →	脾胃气滞脘腹胀痛不思饮食	脾胃气滞，单用或与砂仁、陈皮、厚朴同用
			食滞中焦，与陈皮、半夏、枳实等同用
			木香干姜枳术丸（寒凝中焦）
			香砂枳术丸（脾虚食少）
			香砂六君子汤（脾虚气滞）
辛行苦降入大肠经	行大肠滞气 →	泻痢后重	香连丸（湿热泻痢）
			木香槟榔丸（饮食积滞）
辛香能行味苦能泄走三焦和胆经	疏理肝胆、三焦之气 →	胸胁胀痛黄疸疝气	导气汤（寒疝腹痛）
			湿热郁蒸之胁痛、黄疸口苦，与郁金、大黄、茵陈等配伍

* 消食药

　　能消化食积的药物，称为消食药。本类药多味甘性平，入脾、胃经，具有消食化积、健胃和中之功。部分消食药又兼有行气、活血、祛痰等功效。常用的有六神曲、莱菔子、鸡内金、山楂、麦芽、谷芽等。

　　本类药虽然多数药效缓和，但仍有耗气之弊，故虚而无积滞者慎用。

 味甘、辛，性温，入脾、胃经；6~15 克。

| 辛散甘温 | 辛以行散消食甘温健胃和中 → | 饮食积滞｜常与山楂、麦芽、木香等同用 |

味酸、甘，性微温，入脾、胃、肝经；9~12克。

| 酸甘，微温不热 | → 消食化积，除胀 → | 各种饮食积滞 | 单味煎服，或配莱菔子、神曲等，胀气可配伍木香、青皮 |

| 温通兼入肝经血分 | → 通行气血，活血祛瘀 → | 产后瘀阻腹痛，血瘀经闭 | 通瘀煎（产后瘀阻腹痛，血瘀经闭） |
| | | 胸痹心痛 | 胸痹心痛，常与川芎、桃仁、红花等同用 |

| 味酸 | → 化浊降脂 → | 高脂血症冠心病高血压 | 单用生山楂，或配伍丹参、三七、葛根等 |

 味甘，性平，入脾、胃、小肠、膀胱经；3~10克。

| 甘补和中入脾胃经 | → 消食，健运脾胃 → | 食积呕吐小儿疳积 | 研末单服即有效，食积较重者，常与山楂、麦芽等同用；小儿脾虚疳积，常配伍白术、山药、使君子 |

 味甘，性平，入脾、胃经；10~15克，回乳炒用60克。

| 甘补和中入脾胃经 | → 行气消食，健脾开胃 → | 脾虚食少 | 健脾丸 |
| | | 食积不化 | 常与山楂、神曲、鸡内金等同用（米面薯芋类） |

| 炒用大剂量 | → 回乳消胀 → | 乳汁郁积乳房胀痛 | 单味炒用 |

✴ 止血药

　　能制止体内外出血的药物，称为止血药。分为凉血止血药、化瘀止血药、收敛止血药和温经止血药。

> **凉血止血药**

　　本类药物性属寒凉，味多甘苦，入血分，能清泄血分之热而止血，适用于血热妄行所致的各种出血证。常用的有大蓟、地榆、小蓟、侧柏叶、槐花、白茅根等。

 味甘、苦，性寒，入心、肝经；9~15克。

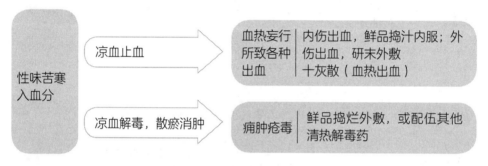

性味苦寒入血分

凉血止血 → 血热妄行所致各种出血 | 内伤出血，鲜品捣汁内服；外伤出血，研末外敷
十灰散（血热出血）

凉血解毒，散瘀消肿 → 痈肿疮毒 | 鲜品捣烂外敷，或配伍其他清热解毒药

 味苦、酸涩，性寒，入肝、大肠经；9~15克。

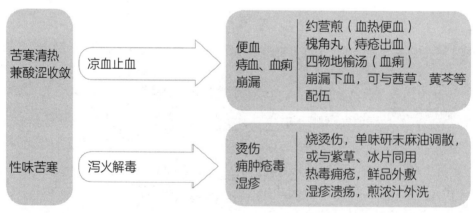

苦寒清热兼酸涩收敛

凉血止血 → 便血、痔血、血痢、崩漏 | 约营煎（血热便血）
槐角丸（痔疮出血）
四物地榆汤（血痢）
崩漏下血，可与茜草、黄芩等配伍

性味苦寒

泻火解毒 → 烫伤、痈肿疮毒、湿疹 | 烧烫伤，单味研末麻油调散，或与紫草、冰片同用
热毒痈疮，鲜品外敷
湿疹溃疡，煎浓汁外洗

化瘀止血药

本类药物既能止血，又能化瘀，主治瘀血内阻、血不循经之出血病证。常用的有三七、茜草、蒲黄等。

 味甘、微苦，性温，入肝、胃经；3~9克；研粉吞服，一次1~3克；外用适量。孕妇慎用。

| 甘补温通入肝经血分 | 止血不留瘀化瘀不伤正 | 各种出血证 | 外伤出血，单用本品或与龙骨等同用化血丹（吐血、尿血、便血）亦可单味内服 |
| | 活血消肿，止痛力强 | 胸腹刺痛跌扑肿痛 | 单味研磨，黄酒送服破皮者外敷痈疽溃烂者，用腐尽生肌散 |

 味苦，性寒，入肝经；6~10克。

| 苦寒清热善走血分 | 凉血，化瘀止血 | 血热妄行或血瘀脉络之出血证 | 吐血不止，单品研磨煎服茜根散（呕血）固冲汤（气虚崩漏）血热崩漏，与白茅根、小蓟等同用 |
| | 活血通经 | 瘀阻经闭风湿痹痛跌扑肿痛 | 瘀阻经闭，单品酒煎服，或与桃仁、红花、当归等同用风湿痹证，单味泡酒，或与鸡血藤、延胡索等同用跌打损伤，单味泡酒，或与三七、乳香、没药等同用 |

 味甘，性平，入肝、心包经；5~10克，包煎；外用适量，敷患处。孕妇慎用。

性平，无论寒热、有瘀无瘀之出血均可用	收敛止血兼能活血行瘀	吐血、衄血、咯血月经过多、漏下不止经闭痛经、跌扑肿痛	蒲黄散
		产后瘀阻腹痛	失笑散
	通淋	血淋涩痛	多与小蓟等药配伍

收敛止血药

本类药物性大多味涩，能收敛止血，适用于各种出血证而无瘀滞者。常用的有仙鹤草、白及、藕节等。

此类药因其性收涩，有留瘀恋邪之弊，故临证每多与化瘀止血药或活血化瘀药同用。对于出血有瘀或出血初期邪实者慎用。

仙鹤草 味苦、涩，性平，入心、肝经；6~12克，外用适量。

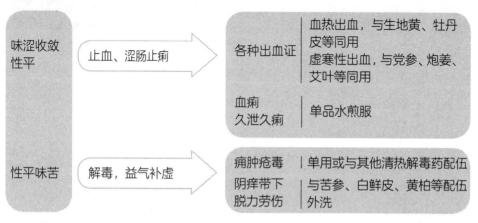

味涩收敛性平	止血、涩肠止痢	各种出血证	血热出血，与生地黄、牡丹皮等同用 虚寒性出血，与党参、炮姜、艾叶等同用
		血痢 久泄久痢	单品水煎服
性平味苦	解毒，益气补虚	痈肿疮毒 阴痒带下 脱力劳伤	单用或与其他清热解毒药配伍 与苦参、白鲜皮、黄柏等配伍外洗

白及 味苦、甘、涩，性微寒，入肝、肺、胃经；6~15克；研末吞服，3~6克；外用适量。不宜与川乌、制川乌、草乌、制草乌、附子同用。

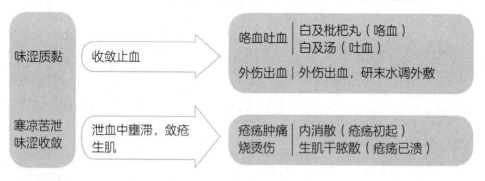

味涩质黏	收敛止血	咯血吐血	白及枇杷丸（咯血） 白及汤（吐血）
		外伤出血	外伤出血，研末水调外敷
寒凉苦泄味涩收敛	泄血中壅滞，敛疮生肌	疮痈肿痛 烧烫伤	内消散（疮痈初起） 生肌干脓散（疮痈已溃）

 味甘、涩，性平，入肝、肺、胃经；9~15克。

| 味涩质黏性平 | 收敛止血化瘀，止血不留瘀 | 各种出血证 | 吐血、衄血，取鲜品捣汁服
血淋、尿血，可用小蓟饮子 |

本类药物性属温热，能温里散寒、益脾阳、固冲任而统摄血液，具有温经止血之效。适用于脾不统血、冲任失固之虚寒型出血病证。常用的有艾叶、炮姜等。

艾叶 味苦、辛，性温，有小毒，入肝、脾、肾经；3~9克；外用适量，供灸治或熏洗用。

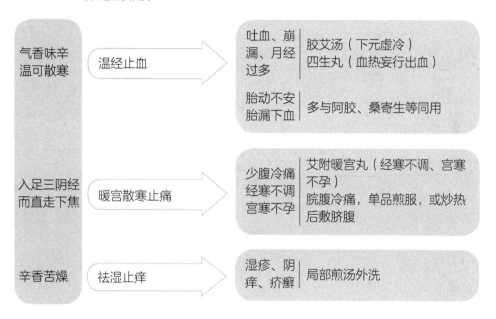

注：艾叶为温灸的主要原料，制成艾炷熏灸穴位，能温煦气血、透达经络。

炮姜 味辛，性热，入脾、胃、肾经；3~9克。

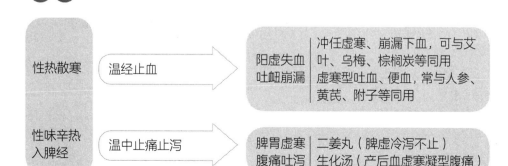

101

* 活血化瘀药

能通利血脉、促进血行、消散瘀血的药物，称为活血祛瘀药。分为活血止痛药、活血调经药、活血疗伤药、破血消癥药。注意此类药物孕妇慎用。

活血止痛药

本类药物辛散善行，既入血分，又入气分，能活血行气止痛。常用的有川芎、郁金、延胡索、乳香、没药、姜黄等。

 味辛，性温，入肝、胆、心包经；3~10克。

辛香行散温通祛寒	→ 温通血脉，活血祛瘀，行气通滞	血瘀气滞胸痹心痛跌扑肿痛月经不调痛经	柴胡疏肝散（肝郁胁痛） 血府逐瘀汤（肝血瘀阻之痛经经闭） 温经汤（寒凝血瘀之痛经） 生化汤（产后瘀阻腹痛） 跌扑肿痛，常与三七、乳香同用 胸痹心痛，常配丹参、红花等
辛香发散、行气	→ 祛风止痛	头痛风湿痹证	川芎茶调散（风寒头痛） 川芎散（风热头痛） 羌活胜湿汤（风湿头痛） 通窍活血汤（血瘀头痛） 蠲痹汤（风湿痹阻）

 味辛、苦，性温，入心、肝、脾经；煎汤或入丸、散，3~5克；外用适量，研末调敷。

辛香走窜苦泄温通	→ 行气通滞，散瘀止痛，活血生肌	血瘀气滞诸痛	手拈散（胃脘疼痛） 活络效灵丹（产后瘀阻腹痛） 蠲痹汤（风寒湿痹） 胸痹心痛，常配当归、丹参、没药等
		跌打损伤痈肿疮疡	七厘散（跌打损伤） 仙方活命饮（疮痈初起） 醒消丸（痈肿坚硬不消） 海浮散（疮疡溃破，外用）

味辛、苦，性寒，入心、肺、肝经；3~10 克；不宜与丁香、母丁香同用。

辛散苦泄入肝经	活血止痛，疏肝行气解郁	血瘀气滞、胸痹心痛、跌扑肿痛、月经不调、痛经、乳房胀痛	颠倒木金散（气血瘀滞之胸痹疼痛） 宣郁通经汤（肝郁化热之经行腹痛）
辛散性寒入心经	清心凉血，利胆退黄	热病神昏癫痫发狂黄疸尿赤	菖蒲郁金汤(湿温病邪浊所致) 白金丸（痰浊蒙蔽心窍所致）

 味辛、苦，性温，入肝、脾经；3~10 克；研末吞服，一次 1.5~3 克。

辛散温通	活血行气止痛	血瘀气滞所致各种疼痛	安中散（寒滞胃痛） 金铃子散（肝郁气滞之脘腹疼痛） 延胡索散（产后瘀阻） 风湿痹痛，常配桂枝、秦艽等 跌打肿痛，研末用酒调服

活血调经药

本类药物辛散苦泄，具有活血散瘀、通经止痛的功效，善于通血脉而调经水。常用的有丹参、桃仁、红花、益母草、牛膝、鸡血藤、月季花等。

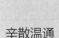 味苦，性微寒，入心、肝经；10~15 克；有"一味丹参功同四物"之说。不宜与藜芦同用。

苦泄，归心、肝经，入血分	活血祛瘀，调经止痛，祛瘀生新	血瘀之月经不调、痛经、产后腹痛	单用研末，酒调服；或用宁坤至宝丹
		血瘀之胸痹心痛	丹参饮
		跌打损伤	活络效灵丹
		风湿痹痛	配伍牛膝、杜仲、桑寄生
性微寒，入心、肝血分	清心除烦，凉血消痈	心烦不眠	清营汤
		疮疡肿痛	消乳汤

味苦、甘，性平，入心、肝、大肠经；5~10克。孕妇慎用。

苦泄，入心、肝血分	通血滞，祛瘀力强	经闭痛经｜桃红四物汤 产后腹痛｜生化汤 跌扑损伤｜复元活血汤 痞块｜桂枝茯苓丸
富含油脂	润肠通便	肠燥便秘｜润肠丸
味苦降泄	降肺气，止咳平喘	咳嗽气喘｜双仁丸

 味辛，性温，入肝、心经；3~10克。孕妇慎用。

| 入心肝血分，辛散温通 | 活血祛瘀，温经止痛力强 | 血瘀经闭、痛经、恶露不行｜红蓝花酒（腹中血气刺痛）
桃红四物汤（经闭痛经）
红花散（产后瘀血腹痛）
瘀滞腹痛｜血府逐瘀汤
胁肋刺痛｜复元活血汤
胸痹心痛｜常配桂枝、瓜蒌、丹参等 |

 味苦、甘、酸，性平，入肝、肾经；5~12克。孕妇慎用。

苦泄甘缓入肝经血分	活血逐瘀，通经止痛	瘀滞之经闭、痛经、胞衣不下｜血府逐瘀汤（瘀滞经闭、痛经） 牛膝汤（胞衣不下） 跌扑伤痛｜常配伍续断、当归、红花
苦泄下行	利尿通淋，引血下行	淋证、水肿、头痛、眩晕、牙痛、口疮、吐血、衄血｜淋证，配伍冬葵子、瞿麦、滑石等 加味肾气丸（水肿、小便不利）
味甘缓补	补肝肾、强筋骨	腰膝酸软、筋骨无力｜独活寄生汤（痹痛日久） 三妙丸（湿热成痿）

味辛、微苦，性微寒，入心包、肝、膀胱经；9~30克，鲜品12~40克。孕妇慎用。

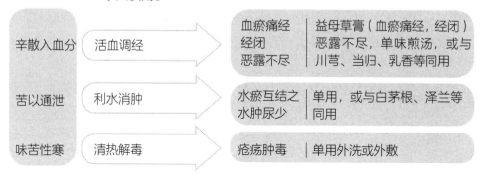

辛散入血分	活血调经	血瘀痛经 经闭 恶露不尽	益母草膏（血瘀痛经，经闭）恶露不尽，单味煎汤，或与川芎、当归、乳香等同用
苦以通泄	利水消肿	水瘀互结之水肿尿少	单用，或与白茅根、泽兰等同用
味苦性寒	清热解毒	疮疡肿毒	单用外洗或外敷

活血疗伤药

本类药物味多辛、苦或咸，功善活血化瘀、消肿止痛、续筋接骨、止血生肌敛疮。常用的有苏木、骨碎补、土鳖虫、马钱子、刘寄奴等。

 味甘、咸，性平，入心、肝、脾经；3~9克。孕妇慎用。

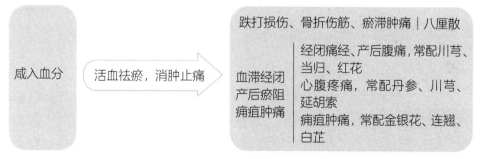

咸入血分	活血祛瘀，消肿止痛		跌打损伤、骨折伤筋、瘀滞肿痛｜八厘散
		血滞经闭产后瘀阻痛疽肿痛	经闭痛经、产后腹痛，常配川芎、当归、红花
			心腹疼痛，常配丹参、川芎、延胡索
			痛疽肿痛，常配金银花、连翘、白芷

 味苦，性温，入肝、肾经；3~9克。

温通	疗伤止痛	跌扑闪挫筋骨折伤	单品酒浸服，并外敷，或水煎服，也可用骨碎补散
温补入肾经	温补肾阳，强筋健骨	肾虚腰痛筋骨痿软耳鸣齿松	肾虚腰痛，配补骨脂、牛膝等
			肾虚耳鸣、牙痛，配熟地黄、山茱萸等
			肾虚久泄，配补骨脂、益智、吴茱萸等
苦燥止痒	外用消风祛斑		外治斑秃、白癜风

破血消癥药

本类药物多味辛苦，兼有咸味，主入肝经血分，药性峻猛。常用的有莪术、水蛭、斑蝥等。孕妇禁用此类药物。

 莪术 味辛、苦，性温，入肝、脾经；6~9克。孕妇禁用。

辛散苦泄温通，入血分、气分	→ 破血行气，散瘀消癥 →	气血瘀滞之经闭、胸痛痞块	莪术散（经闭腹痛） 胸痹心痛，常配丹参、川芎等 体虚久瘀不消，常配黄芪、党参等
辛散苦泄入脾经	→ 行气止痛，消食化积 →	食积气滞脘腹胀痛	莪术丸（食积气滞） 脾虚食积腹胀，常配党参、白术、茯苓等

✳ 化痰止咳平喘药

化除痰涎、制止咳嗽、平定气喘的药物，称为化痰止咳平喘药。分为温化寒痰药、清化热痰药、止咳平喘药。

温化寒痰药

本类药物味多辛苦，性多温燥，有温肺驱寒、燥湿化痰的功效，部分药物外用还可消肿止痛。常用的有半夏、天南星、白芥子、白附子、旋覆花等。

 半夏 味辛，性温，归脾、胃、肺经，有毒；内服一般炮制后使用，3~9克；外用适量，磨汁涂或研末以酒调敷患处。

味辛性温入肺经	→ 燥湿化痰，止咳 →	湿痰、寒痰，咳喘，风痰眩晕	二陈汤（痰湿壅肺之咳嗽） 小青龙汤（寒饮咳喘） 半夏白术天麻汤（痰饮眩悸）
辛散行气入脾胃经	→ 降逆止呕，消痞散结 →	呕吐反胃胸脘痞闷	小半夏汤（胃寒气逆） 大半夏汤（胃阴虚呕吐） 半夏秫米汤（痰饮内阻，夜眠不安） 外用治痈肿痰核

半夏、法半夏、姜半夏、清半夏的区别

　　未制过的称生半夏,用生石灰、甘草制过称法半夏,用生姜、白矾制过称姜半夏,用白矾制过称清半夏。生半夏多外用于消肿散结,法半夏善和胃燥湿,姜半夏偏于降逆止呕,清半夏长于燥湿化痰。

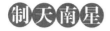 味苦、辛,性温,有毒,入肺、肝、脾经;3~9克。孕妇慎用。

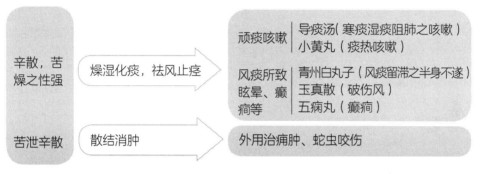

清化热痰药

　　本类药物性多寒凉,有清热化痰之功,部分药物兼能润燥化痰、软坚散结,用于热痰证。常用的有川贝母、浙贝母、瓜蒌、竹茹、桔梗、昆布等。

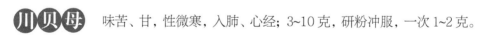 味苦、甘,性微寒,入肺、心经;3~10克,研粉冲服,一次1~2克。

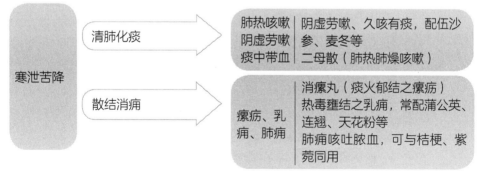

川贝母与浙贝母的区别

　　川贝母和浙贝母都属百合科植物,前者主产于四川、西藏、甘肃、云南等地,后者主产于浙江。二者功效相似,但浙贝母较川贝母偏苦泄,川贝母更适合清热润肺,浙贝母更偏于祛痰火。

味苦、辛，性平，入肺经；3~10 克。

辛散苦泄入肺经	开宣肺气，祛痰利咽，排脓	咳嗽痰多胸闷不畅	杏苏散（风寒咳嗽） 桑菊饮（风热咳嗽） 桔梗汤（肺痈咳嗽胸痛）
		外邪犯肺所致咽痛音哑	桔梗汤
		肺痈吐脓	桔梗汤，可再配鱼腥草、冬瓜仁加强排脓之效

 味甘微苦，性寒，入肺、胃、大肠经；9~15 克。不宜与川乌、制川乌、草乌、制草乌、附子同用。

甘寒清润	清肺热，润肺燥而化热痰	肺热咳嗽痰浊黄稠	清气化痰丸（痰热阻肺） 燥热伤肺、干咳无痰，配川贝母、天花粉、桑叶等
苦降	导浊痰下行，宽胸散结	痰气交阻之胸痹心痛、痞满	瓜蒌薤白半夏汤（胸阳不振） 小陷胸汤（痰热结胸）
味甘质润	润燥滑肠	大便秘结	常与火麻仁、郁李仁、生地黄同用

瓜蒌与瓜蒌子、瓜蒌皮的区别

瓜蒌：栝楼的干燥成熟果实。清热涤痰，宽胸散结，润燥滑肠。用于肺热咳嗽，痰浊黄稠，胸痹心痛，结胸痞满，乳痈，肠痈，大便秘结。

瓜蒌子：栝楼的干燥成熟种子。润肺化痰，滑肠通便。用于燥咳痰黏，肠燥便秘。

瓜蒌皮：栝楼的干燥成熟果皮。清热化痰，利气宽胸。用于痰热咳嗽，胸闷胁痛。

止咳平喘药

本类药物多入肺经，辛散可宣散肺邪而止咳喘，苦泄可降泄上逆之肺气，甘润可润燥止咳。个别药物味涩可收敛肺气以定喘。常用的有苦杏仁、紫苏子、百部、紫菀、桑白皮、枇杷叶、白果等。

苦杏仁 味苦，性微温，有小毒，入肺、大肠经；5~10克，生品入煎剂后下。内服不宜过量，以免中毒。

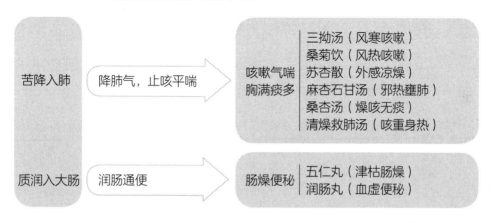

紫苏子 味辛，性温，入肺经；3~10克。

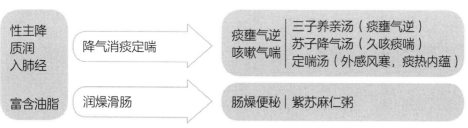

紫苏子、紫苏叶、紫苏梗的区别

紫苏子：降气消痰、平喘、润肠，用于痰壅气逆、咳嗽气喘、肠燥便秘。

紫苏叶：解表散寒、行气和胃，用于风寒感冒、咳嗽呕恶、妊娠呕吐、鱼蟹中毒。

紫苏梗：理气宽中、止痛、安胎，用于胸膈痞闷、胃脘疼痛、嗳气呕吐、胎动不安。

味甘、苦，性微温，入肺经；3~9 克；外用适量，水煎或酒浸。

| 甘润苦降 | 润肺下气止咳 | 新久咳嗽 肺痨 | 止咳散（风寒咳嗽） 百部散（肺热咳嗽） 复方百部止咳糖浆（小儿顿咳） 月华丸（肺痨咳嗽） |
| | 外用杀虫灭虱 | | 外用于头虱、体虱、蛲虫病、阴痒 |

 味甘，性寒，入肺经；6~12 克。

| 性寒 入肺经 | 清泻肺火，兼泄肺中水气而平咳喘 | 肺热咳喘 | 泻白散（肺热壅盛） 补肺汤（肺虚有热） 水饮停肺，常与麻黄、苦杏仁、葶苈子等同用 |
| | 肃降肺气，调通水道 | 肺气不宣之水肿胀满尿少、面目水肿 | 五皮散 |

* 安神药

以镇静安神为主要功效的药物，称为安神药。分为养心安神药和重镇安神药。

养心安神药

本类药多为植物的种子，有甘润滋养之性，主治阴血不足、心脾两虚、心失所养之心悸怔忡、虚烦不眠、健忘多梦等心神不宁之虚证。

 味甘、酸，性平，入心、肝、胆经；10~15 克。

| 甘润滋补 入心肝经 | 养心阴，益肝血 | 虚烦不眠 惊悸多梦 | 酸枣仁汤（心肝阴血亏虚） 归脾汤（心肝气血亏虚） 天王补心丹（阴虚血少） |
| | 味酸能敛 收敛止汗 | 体虚多汗 津伤口渴 | 常与五味子、山茱萸、黄芪等同用 |

味甘，性平，入心、肾、大肠经；3~10 克。

甘润滋补入心经	养心安神 →	阴血不足之虚烦失眠、心悸怔忡	柏子仁丸、养心汤（心血不足，心神失养） 柏子养心丸（心肾不交）
质润，富含油脂	润肠通便 →	阴虚血亏之肠燥便秘	五仁丸
味甘质润	滋补阴液 →	阴虚盗汗	常与酸枣仁、牡蛎、麻黄根等同用

 味甘，性平，入心、肝、肺经；6~12 克；外用适量，研末调敷。

甘润性平入心肝经	疏肝解郁，悦心安神 →	心神不宁忧郁失眠	单用，或与酸枣仁、夜交藤、郁金等同用
入心肝血分	活血祛瘀消肿 →	跌扑伤痛	常与乳香、骨碎补、没药等同用

重镇安神药

本类药物多为矿石、化石类，具有质重沉降之性，重可镇怯，故有重镇安神、平惊定志等作用。常用的有龙骨、磁石、琥珀等。

龙骨 味甘、涩，性平，入心、肝、肾经；15~30 克，先煎；外用适量。收敛固涩宜煅用，其他宜生用。

质重入心经	镇惊安神 →	心神不宁心悸失眠惊痫癫狂	孔圣枕中丹（心神不宁、心悸失眠） 痰热内盛之癫痫抽搐，常与牛黄、羚羊角等同用
质重沉降入肝经	平肝潜阳 →	肝阳上亢头晕目眩	镇肝熄风汤
味涩收敛	收敛固涩 →	遗精、带下、虚汗、崩漏等	金锁固精丸固冲汤

111

＊ 平肝息风药

有平降肝阳、止息肝风作用的药物，称为平肝息风药。分为息风止痉药和平抑肝阳药。

息风止痉药

本类药物主入肝经，有平息肝风、制止痉挛抽搐的功效。常用的有天麻、钩藤、全蝎、牛黄等。

 味甘，性微温，入肝经；3~10克。

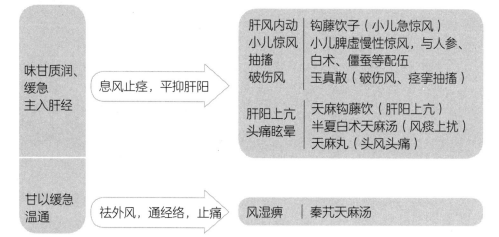

味甘质润、缓急主入肝经	息风止痉，平抑肝阳	肝风内动 小儿惊风 抽搐 破伤风	钩藤饮子（小儿急惊风） 小儿脾虚慢性惊风，与人参、白术、僵蚕等配伍 玉真散（破伤风、痉挛抽搐）
		肝阳上亢 头痛眩晕	天麻钩藤饮（肝阳上亢） 半夏白术天麻汤（风痰上扰） 天麻丸（头风头痛）
甘以缓急温通	祛外风，通经络，止痛	风湿痹	秦艽天麻汤

 味甘，性凉，入肝、心包经；3~12克，后下。

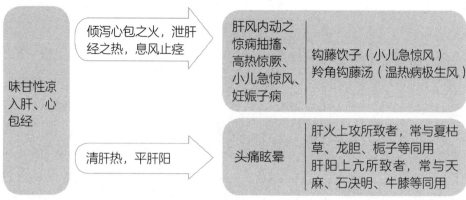

味甘性凉入肝、心包经	倾泻心包之火，泄肝经之热，息风止痉	肝风内动之惊痫抽搐、高热惊厥、小儿急惊风、妊娠子痫	钩藤饮子（小儿急惊风） 羚角钩藤汤（温热病极生风）
	清肝热，平肝阳	头痛眩晕	肝火上攻所致者，常与夏枯草、龙胆、栀子等同用 肝阳上亢所致者，常与天麻、石决明、牛膝等同用

平抑肝阳药

本类药物多质重，偏寒凉，主入肝经，以平抑或潜镇肝阳为主要作用。常用的有石决明、牡蛎、珍珠母、赭石、罗布麻叶等。

石决明 味咸，性寒，入肝经；6~20克，先煎。

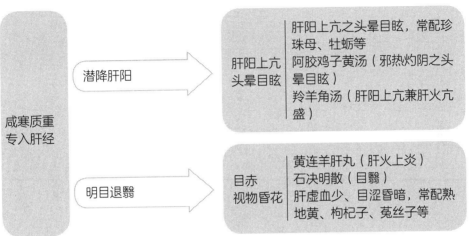

```
咸寒质重          潜降肝阳    →    肝阳上亢   │ 肝阳上亢之头晕目眩，常配珍
专入肝经                          头晕目眩   │ 珠母、牡蛎等
                                           │ 阿胶鸡子黄汤（邪热灼阴之头
                                           │ 晕目眩）
                                           │ 羚羊角汤（肝阳上亢兼肝火亢
                                           │ 盛）

                  明目退翳    →    目赤      │ 黄连羊肝丸（肝火上炎）
                                   视物昏花  │ 石决明散（目翳）
                                           │ 肝虚血少、目涩昏暗，常配熟
                                           │ 地黄、枸杞子、菟丝子等
```

牡蛎 味咸，性微寒，入肝、胆、肾经；9~30克，先煎。煅品有收敛固涩之用。

```
咸寒质重    平肝潜阳益阴  →   肝阳上亢   │ 镇肝熄风汤（阴虚阳亢）
入肝经                      眩晕耳鸣   │ 大定风珠（热病日久，虚风内
                                      │ 动）

质重能镇    重镇安神      →   心神不安   │ 桂枝甘草龙骨牡蛎汤
                            惊悸失眠

咸以散结    软坚散结      →   瘰疬      │ 消瘰丸
                            痰核
                            癥瘕痞块

煅制品      收敛固涩，    →   自汗盗汗   │ 牡蛎散（自汗盗汗）
            制酸止痛         遗精带下   │ 金锁固金丸（肾虚遗精）
                            胃痛吞酸   │ 尿频，常与桑螵蛸、金樱子同用
                                      │ 崩漏带下，常与山茱萸、山药同用
```

＊ 开窍药

有通关开窍回苏作用的药物，称为开窍药。常用的有石菖蒲、冰片、麝香、苏合香等。

 味辛、苦，性温，入心、胃经；3~10 克。

辛开苦燥温通，芳香走窜	→ 开窍豁痰，辟秽	→	痰蒙清窍神昏癫痫	涤痰汤（中风痰迷心窍） 菖蒲郁金汤（痰热蒙蔽） 清心温胆汤（痰热癫痫抽搐）
辛开入心经	→ 醒神益智，聪耳明目	→	健忘失眠耳鸣耳聋	不忘散、开心散（健忘） 安神定志丸（心神失养之失眠多梦） 安神补心丸（心肾两虚）
苦以燥湿入胃经	→ 化湿开胃	→	脘痞不饥噤口痢	连朴饮 开噤散

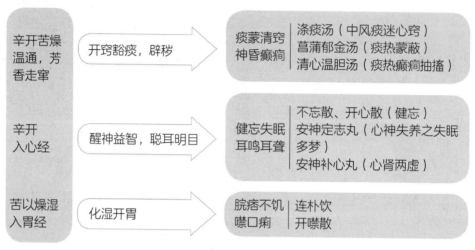

冰片 味辛、苦，性凉，入心、脾、肺经；0.3~0.9 克，多入丸、散用；外用适量，研粉点敷患处。孕妇慎用。

味辛气香	开窍醒神	→	热病神昏 中风痰厥	安宫牛黄丸（热闭神昏） 苏合香丸（寒闭神昏）
辛散入心经	止心痛	→	冠心病 心绞痛	速效救心丸 复方丹参滴丸
苦凉清热	泻火解毒，清热止痛	→	目赤肿痛 口舌生疮 咽喉肿痛 耳道流脓	八宝眼药水（目赤肿痛） 冰硼散（咽喉肿痛） 化脓性中耳炎，将本品溶于核桃油中滴耳
	清热解毒，防腐生肌	→	疮疡肿痛 烧烫伤	八宝丹、生肌散（疮溃不敛） 烧烫伤，可与朱砂、香油制成药膏外用

* 补虚药

有补虚扶弱作用，治疗人体虚损不足的药物，称为补虚药，又叫做补益药。分为补气药、补阳药、补血药和补阴药。

补气药能补益脏气以纠正脏器的虚衰。补气又包括补脾气、补肺气、补心气、补肾气、补元气等。常用的有党参、黄芪、人参、甘草、白术、山药、大枣等。

党参 味甘，性平，入脾、肺经；9~30克；不宜与藜芦同用。

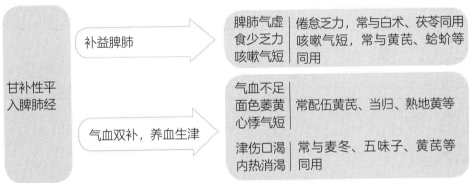

黄芪 味甘，性微温，入脾、肺经；9~30克。补气宜炙用，止汗、利尿、托毒排脓生肌宜生用。

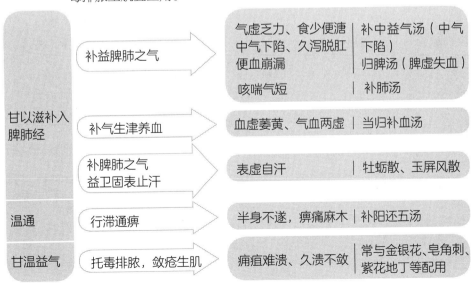

味甘、微苦，性微温，入脾、肺、心、肾经；3~9克，另煎兑服；也可研末吞服，一次2克，一日2次。不宜与藜芦、五灵脂同用。

甘温补虚	大补元气，复脉固脱	体虚欲脱肢冷脉微	独参汤（久病气虚，病情危重） 参附汤（气虚汗出，四肢逆冷） 生脉散（气阴两虚，舌红干燥）
甘以补虚 入脾肺经	补脾益肺	脾虚食少 肺虚咳喘	四君子汤（脾虚食少、倦怠乏力） 人参胡桃汤（肺虚咳喘）
味甘 入脾、肺、 心、肾经	生津养血	津伤口渴	白虎加人参汤
		气血亏虚 久病虚羸	八珍汤
甘以补虚 入心经	补益心气，安神益智	心气不足 惊悸失眠	归脾汤（心脾两虚） 天王补心丹（心肾不交）

（注：党参用于气虚轻证，人参用于重证）

 味甘，性平，入心、肺、脾、胃经；2~10克；不宜与海藻、京大戟、红大戟、甘遂、芫花同用。

甘补入脾经	补脾胃不足而益中气	脾虚胃弱 倦怠乏力 心悸气短	四君子汤
药性平和 入肺经	祛痰止咳	咳嗽痰多	风寒咳喘，常配麻黄、苦杏仁 肺热咳喘，常配石膏、麻黄、苦杏仁 寒痰咳喘，常配干姜、细辛 痰湿咳嗽，常配半夏、茯苓 肺虚咳嗽，常配黄芪、太子参
甘以和中	调和诸药	缓解药物毒性、烈性	
味甘以缓急	缓急止痛	脘腹、四肢 拘挛疼痛	芍药甘草汤
味甘偏凉	清热解毒	痈肿疮毒 咽喉肿痛	常与地丁、连翘、板蓝根、桔梗、牛蒡子等清热解毒利咽之品配伍

生甘草与炙甘草的区别

用蜜烘制的甘草即为炙甘草。生甘草偏于清热解毒，可祛痰止咳、缓急止痛，调和诸药；用于脾胃虚弱、倦怠乏力、咳嗽痰多、脘腹、四肢挛急疼痛等。炙甘草偏于润肺和中，可补脾和胃、益气复脉；用于脾胃虚弱、倦怠乏力、心悸等。

 味苦、甘，性温，入脾、胃经；6~12克。用于气虚自汗，功效弱于黄芪。

甘温补虚
苦温燥湿
入脾胃经

补气健脾，燥湿利尿 → 脾虚食少 腹胀泄泻 痰饮水肿 带下 | 四君子汤（脾虚有湿） 脾阳不振（苓桂术甘汤） 完带汤（脾虚水肿）

益气固表止汗 → 气虚自汗 | 玉屏风散

安胎 → 胎动不安 | 泰山磐石散

（注：用于气虚自汗，功效弱于黄芪）

 味甘，性平，入脾、肺、肾经；15~30克。

甘补性平
入脾、肺、
肾经

补脾气，益脾阴 → 脾虚食少 久泻不止 | 参苓白术散（脾虚食少便溏） 完带汤（带下）

补肺气，兼能滋肺阴 → 肺虚咳喘 | 与太子参、南沙参等同用

补肾气，兼能滋肾阴 → 肾虚遗精带下 | 肾气丸

 味甘，性温，入脾、胃、心经；6~15克。

甘温补虚
入脾、胃、
心经

补益脾气 → 脾虚食少 乏力便溏 | 常与黄芪、党参、白术等同用

养心血，安心神 → 妇女脏躁 失眠 | 甘麦大枣汤（心神恍惚、心烦不眠）

血虚萎黄 惊悸失眠 | 常配熟地黄、当归、酸枣仁等

补阳药

本类药味多甘辛咸，性温热，入肾经，通过补肾阳使其他脏腑得以温煦，从而消除或改善全身阳虚诸症。常用的有肉苁蓉、鹿茸、杜仲、淫羊藿、巴戟天、仙茅、锁阳、补骨脂、益智、蛤蚧等。

 味甘、咸，性温，入肾、大肠经；6~12克。

| 甘温助阳
质润滋养
咸以入肾 | → 补肾阳，益精血 | → 肾阳不足
精血亏虚
阳痿不孕
腰膝酸软
筋骨无力 | 肉苁蓉丸（五劳七伤）
金刚丸（肾虚骨痿） |
| 甘咸质润
入大肠经 | → 润肠通便 | → 肠燥便秘 | 润肠丸（津伤便秘）
济川煎（肾虚大便不通） |

 味甘、咸，性温，入肝、肾经；1~2克；研末冲服。

甘咸性温 入肝肾经	→ 峻补肾阳，益精血，强筋骨，调冲任	→ 肾阳不足 精血亏虚	鹿茸酒（阳痿便频） 参茸固本丸（诸虚百损）
		腰脊冷痛 筋骨痿软	加味地黄丸
		冲任虚寒 崩漏带下	崩漏，与山茱萸、龙骨、续断等同用 内补丸（白带量多清稀）
甘补滋养	→ 托疮毒	→ 阴疽不敛	常与当归、肉桂等配伍

 味甘，性温，入肝、肾经；6~10克。

| 甘温滋补
入肝肾经 | → 补肝肾，强筋骨，安胎 | → 肝肾不足
腰膝酸痛
筋骨无力
头晕目眩
胎动不安 | 青娥丸（肾虚腰痛）
独活寄生汤（风湿腰痛冷重）
外伤腰痛，与川芎、桂心、丹参等同用
肝肾不足、头晕目眩，可与女贞子、枸杞子、牛膝同用 |

补血药

本类药物多甘温质润，入心肝血分，主治血虚证，有的兼能滋养肝肾。但此类药多滋腻黏滞，故脾虚湿阻、气滞食少者慎用。常用的有阿胶、制何首乌、当归、熟地黄、龙眼肉、白芍等。

阿胶 味甘，性平，入肺、肝、肾经；3~9克，烊化兑服。脾胃虚弱、消化不良者慎服。

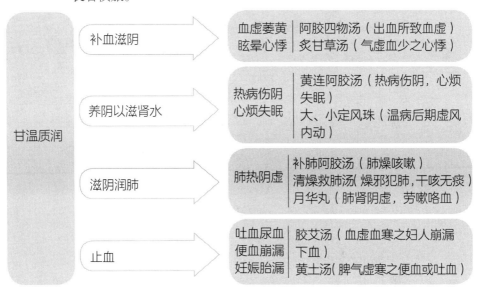

甘温质润	补血滋阴	血虚萎黄 眩晕心悸	阿胶四物汤（出血所致血虚） 炙甘草汤（气虚血少之心悸）
	养阴以滋肾水	热病伤阴 心烦失眠	黄连阿胶汤（热病伤阴，心烦失眠） 大、小定风珠（温病后期虚风内动）
	滋阴润肺	肺热阴虚	补肺阿胶汤（肺燥咳嗽） 清燥救肺汤（燥邪犯肺，干咳无痰） 月华丸（肺肾阴虚，劳嗽咯血）
	止血	吐血尿血 便血崩漏 妊娠胎漏	胶艾汤（血虚血寒之妇人崩漏下血） 黄土汤（脾气虚寒之便血或吐血）

制何首乌 味苦、甘、涩，性微温，入肝、肾、心经；6~12克。

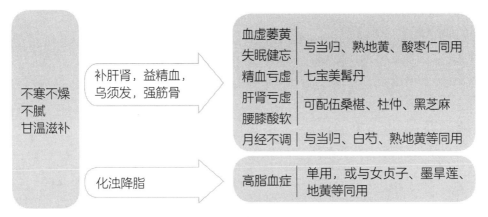

不寒不燥 不腻 甘温滋补	补肝肾，益精血，乌须发，强筋骨	血虚萎黄 失眠健忘	与当归、熟地黄、酸枣仁同用
		精血亏虚	七宝美髯丹
		肝肾亏虚 腰膝酸软	可配伍桑椹、杜仲、黑芝麻
		月经不调	与当归、白芍、熟地黄等同用
	化浊降脂	高脂血症	单用，或与女贞子、墨旱莲、地黄等同用

（注：直接切片入药为生何首乌，用黑豆煮汁拌蒸后晒干入药为制何首乌。生何首乌善于解毒消痈、润肠通便；制何首乌善于补益精血、乌须发、强筋骨、补肝肾。）

味甘、辛，性温，入肝、心、脾经；6~12克。

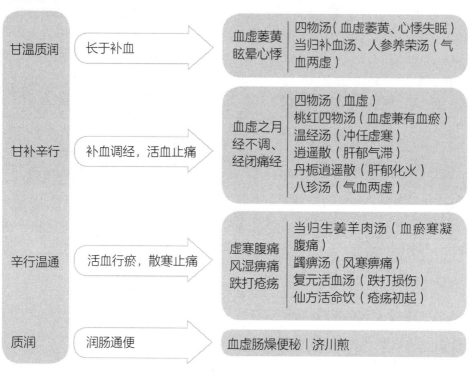

甘温质润	长于补血	血虚萎黄眩晕心悸	四物汤（血虚萎黄、心悸失眠）
			当归补血汤、人参养荣汤（气血两虚）
甘补辛行	补血调经，活血止痛	血虚之月经不调、经闭痛经	四物汤（血虚）
			桃红四物汤（血虚兼有血瘀）
			温经汤（冲任虚寒）
			逍遥散（肝郁气滞）
			丹栀逍遥散（肝郁化火）
			八珍汤（气血两虚）
辛行温通	活血行瘀，散寒止痛	虚寒腹痛风湿痹痛跌打疮疡	当归生姜羊肉汤（血虚寒凝腹痛）
			蠲痹汤（风寒痹痛）
			复元活血汤（跌打损伤）
			仙方活命饮（疮疡初起）
质润	润肠通便	血虚肠燥便秘｜济川煎

（注：酒当归善于活血通经。）

 味甘，性微温，入肝、肾经；9~15克。

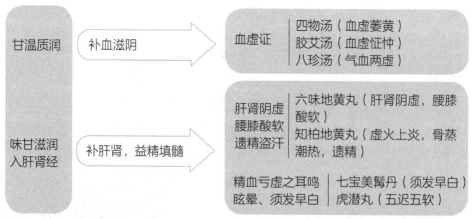

甘温质润	补血滋阴	血虚证	四物汤（血虚萎黄）
			胶艾汤（血虚怔忡）
			八珍汤（气血两虚）
味甘滋润入肝肾经	补肝肾，益精填髓	肝肾阴虚腰膝酸软遗精盗汗	六味地黄丸（肝肾阴虚，腰膝酸软）
			知柏地黄丸（虚火上炎，骨蒸潮热，遗精）
		精血亏虚之耳鸣眩晕、须发早白	七宝美髯丹（须发早白）
			虎潜丸（五迟五软）

（注：将生地黄以砂仁、酒、陈皮为辅料，反复蒸晒至颜色变黑，质地柔软即为熟地黄。两药不可互相替用。生地黄性寒，能凉血清热、滋阴补肾、生津止渴；熟地黄性微温，可以补血。）

补阴药

本类药大多味甘性寒凉质润，有滋补阴液、生津润燥之功，兼能清热，主治阴虚津亏证。常用的有北沙参、南沙参、石斛、百合、黄精、枸杞子、天冬、麦冬、玉竹等。

北沙参 味甘、微苦，性微寒，入肺、胃经；5~12克。不宜与藜芦同用。

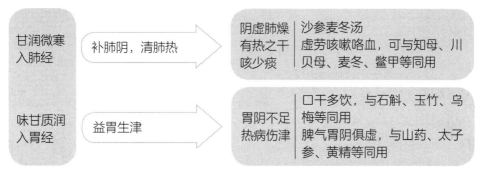

| 甘润微寒入肺经 | → 补肺阴，清肺热 → | 阴虚肺燥有热之干咳少痰 | 沙参麦冬汤 虚劳咳嗽咯血，可与知母、川贝母、麦冬、鳖甲等同用 |
| 味甘质润入胃经 | → 益胃生津 → | 胃阴不足热病伤津 | 口干多饮，与石斛、玉竹、乌梅等同用 脾气胃阴俱虚，与山药、太子参、黄精等同用 |

南沙参与北沙参的区别

南沙参与北沙参非同一科属植物，功效也不同。南沙参长于入肺，偏于清肺祛痰止咳；补肺脾之气，适用于脾肺气虚、倦怠乏力、食少、自汗、舌淡、脉弱者。北沙参长于入胃，偏于养阴生津止渴；善养肺胃之阴，适用于热病后期或久病阴虚内热、干咳干咳、痰少、低热、口干、舌红、苔少、脉细弱者。

 石斛 味甘，性微寒，入胃、肾经；6~12克，鲜品15~30克。

| 甘润微寒入胃肾经 | → 滋养胃阴，生津止渴 → | 热病伤津口干烦渴 | 口干烦渴、舌干苔黑，常与天花粉、鲜生地黄、麦冬等同用 胃阴虚灼痛，石斛煎汤代茶饮 石斛汤（病后阴虚津亏） |
| | → 滋肾阴，降虚火 → | 肾阴亏虚之证 | 石斛夜光丸（肾亏目暗不明）筋骨萎软，常配熟地黄、杜仲、牛膝 阴虚火旺，常配枸杞子、黄柏 |

百合 味甘，性微寒，入心、肺经；6~12克。

甘寒质润
入心肺经

补肺阴，清肺热，润
燥止咳 ➡️ 阴虚肺燥
劳嗽咯血 | 百花膏（干咳少痰）
百合固金汤（肺虚久咳）

养阴清心安神 ➡️ 虚烦惊悸
失眠
神志恍惚 | 失眠、惊悸，可与麦冬、酸枣
仁、丹参等同用
百合地黄汤、百合知母汤（阴
虚内热、神志恍惚）

黄精 味甘，性平，入脾、肺、肾经；9~15克。

甘补质润
入脾、肺、
肾经

补脾气，养胃阴 ➡️ 脾胃气虚
倦怠乏力 | 体倦乏力，常与党参、白术
同用
胃阴不足
口干食少 | 与石斛、麦冬、山药等同用

养肺阴，益肺气 ➡️ 肺虚咳嗽
劳嗽咯血 | 气阴两伤、干咳少痰，熬膏服，
或与沙参、川贝母、知母等同用
肺肾阴虚劳嗽咯血，常与熟地
黄、天冬、百部等同用

补益肾精，延缓衰老 ➡️ 腰膝酸软
须发早白 | 黄精膏方、二精丸
内热消渴，常配生地黄、麦冬、
天花粉等

麦冬 味甘、微苦，性微寒，入心、肺、胃经；6~12克。

甘润性寒
入肺经

养肺阴，清肺热 ➡️ 肺燥干咳
阴虚劳嗽
喉痹咽痛 | 清燥救肺汤（咽干干咳）
二冬膏（肺肾阴虚之劳嗽咯血）
玄麦甘橘含片（喉痹咽痛）

甘柔偏寒
入胃经

益胃生津清热 ➡️ 胃阴不足
伤津口渴
肠燥便秘 | 益胃汤（胃阴虚之口渴胃痛）
麦门冬汤（气逆呕吐咽干）
增液汤（肠燥便秘）

性寒味苦
入心经

清心热，除烦安神 ➡️ 心烦失眠 | 清营汤

＊ 收涩药

有收敛固涩作用，可以治疗各种滑脱症候的药物，称为收涩药。分为敛肺涩肠药、固表止汗药、固精缩尿止带药。

敛肺涩肠药

本类药酸涩收敛，主入肺或大肠经，有敛肺止咳喘、涩肠止泻痢等作用。常用的有五味子、乌梅、五倍子、肉豆蔻、诃子等。

 味酸、涩，性平，入肝、脾、肺、大肠经；6~12 克。

味酸而涩入肺、大肠经	敛肺气，止咳嗽	肺虚久咳｜一服散
	涩肠止泻	久痢久泻｜固肠丸（久泻）乌梅丸（久痢）
味酸性平	生津止渴	虚热消渴｜玉泉散

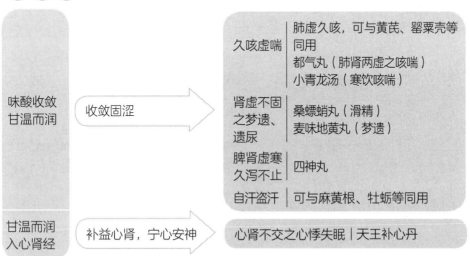 味酸、甘，性温，入肺、心、肾经；2~6 克；习称"北五味子"。

味酸收敛甘温而润	收敛固涩	久咳虚喘	肺虚久咳，可与黄芪、罂粟壳等同用 都气丸（肺肾两虚之咳喘）小青龙汤（寒饮咳喘）
		肾虚不固之梦遗、遗尿	桑螵蛸丸（滑精）麦味地黄丸（梦遗）
		脾肾虚寒久泻不止	四神丸
		自汗盗汗	可与麻黄根、牡蛎等同用
甘温而润入心肾经	补益心肾，宁心安神	心肾不交之心悸失眠｜天王补心丹	

（注：一般认为，北五味子质比南五味子优良。北五味子为传统使用正品，除收敛固涩外，偏补益心肾；南五味子则偏敛肺止咳。入滋阴药当以北五味子为宜。）

味酸、涩，性寒，入肺、大肠、肾经；3~6克，外用适量。

酸涩收敛 性寒清热	敛肺气，清肺热，止咳嗽	肺虚久咳 肺热痰咳	肺虚久咳，常与五味子、罂粟壳等同用 肺热痰咳，常与瓜蒌、黄芩、浙贝母等同用
味酸，入大肠、肾经	涩肠止泻，固精止遗	久痢久泻 遗精滑精	可与诃子、五味子等同用 玉锁丹
味酸涩收敛	敛汗，止血，收湿敛疮	自汗盗汗 便血痔血 外伤出血 痈肿疮毒 皮肤湿烂	五倍子焙黄研细末，用温水调成糊状，敷于脐窝，纱布覆盖，胶布固定（盗汗、自汗）

固表止汗药

本类药多性味甘平收敛，能顾护腠理而有固表止汗之功。常用于气虚卫表不固，腠理疏松，津液外泄而自汗，以及阴虚不能制阳，阳热迫津外泄而盗汗。常用的有麻黄根、浮小麦等。但需注意，凡实邪所致汗出，应以祛邪为主，非本类药物所宜。

 味甘，性凉，入心经；15~30克；止汗时宜微炒用。

味甘，入心经	养心敛液，固表止汗	自汗盗汗	牡蛎散（气虚自汗） 阴虚盗汗，可与五味子、麦冬、地骨皮等同用
甘凉并济	益气阴，除虚烦	骨蒸劳热	常与玄参、麦冬、生地黄等同用

 味甘、涩，性平，入心、肺经；3~9克；外用适量，研粉撒扑。

甘涩收敛 入肺经	敛肺固表止汗	自汗盗汗	牡蛎散（气虚自汗） 阴虚盗汗，可与生地黄、熟地黄等同用 产后虚汗不止，与当归、黄芪等配伍

固精缩尿止带药

本类药物酸涩收敛，主入肾、膀胱经，具有固精缩尿止带作用。常用的有山茱萸、芡实、莲子、桑螵蛸、覆盆子、金樱子、鸡冠花等。

 味酸、涩，性微温，入肝、肾经；6~12克。

酸涩微温质润入肝肾经	补益肝肾，固精缩尿，固冲任止血	眩晕耳鸣腰膝酸痛阳痿	六味地黄丸（肝肾阴虚之头晕）肾气丸（命门火衰，腰膝冷痛）肾虚阳痿，多与鹿茸、补骨脂、淫羊藿等同用
		遗精滑精遗尿尿频	六味地黄丸、肾气丸（肾虚精关不固）遗尿、尿频，常与沙苑子、覆盆子、桑螵蛸等同用
		月经过多崩漏带下	加味四物汤（冲任不固之崩漏、月经过多）固冲汤（脾气虚弱之漏下不止）带下不止，可与莲子、芡实、煅龙骨等同用
酸涩收敛	敛汗固脱	大汗虚脱	来复汤

 味甘、涩，性平，入脾、肾经；9~15克。

甘涩收敛入脾肾经	益肾固精	腰膝酸软遗精滑精遗尿尿频	水陆二仙丹、金锁固精丸
	健脾除湿，收敛止泻	脾虚久泻	常与白术、茯苓、扁豆等同用
	益肾健脾，收敛固涩，除湿止带	白浊带下	脾肾两虚之带下，常与党参、白术、山药等同用易黄汤（湿热带下）

味甘、涩，性平，入脾、肾、心经；6~15克。

甘补涩敛 入脾肾经	补益脾气，涩肠止泻 →	脾虚泄泻 | 参苓白术散
	补脾益肾，固涩止带 →	带下	脾虚带下，与茯苓、白术、山药等同用 脾肾两虚，与山茱萸、山药、芡实等同用
味甘而涩 入肾经	益肾固精 →	遗精滑精 | 金锁固精丸
甘平，入 心肾经	交通心肾，宁心安神 →	心悸失眠 | 常与酸枣仁、茯神、远志等同用

 味酸、甘、涩，性平，入肾、膀胱、大肠经；6~12克。

味酸而涩 功专固敛	固精缩尿，固崩止带 →	遗精滑精 | 金樱子膏 遗尿尿频 | 水陆二仙丹
		崩漏带下	崩漏下血，可与山茱萸、黄芪、阿胶等配伍； 带下不止，可与椿皮、海螵蛸、莲子等同用
	涩肠止泻 →	脾虚久泻 久痢 | 秘元煎，也可单用浓煎服

中医内科

感 冒

　　感冒是感受风邪，导致邪犯肺卫，卫表不和的常见外感疾病。一般表现为鼻塞、流涕、喷嚏、头痛、恶寒、发热、全身不适等。感冒以冬春季发病为多，六淫病邪风寒暑湿燥火都可为感冒的病因。

　　感冒有普通感冒与时行感冒之分，中医感冒与西医学感冒基本相同。普通感冒相当于西医学的普通感冒、上呼吸道感染，时行感冒相当于西医学的流行性感冒。西医感冒可参考本节辨证论治。

＊ 辨证论治

　　① 辨证要点：要区别风寒感冒、风热感冒及其兼夹感冒。
　　② 治疗原则：感冒的病位在肺系卫表，治疗上应因势利导，从表而解。
　　③ 证治分类

证型	望	闻	问	切	治
风寒束表	流清涕，苔薄白	鼻塞声重，喉痒咳嗽	恶寒重，发热轻，无汗，头痛，肢节酸疼	脉浮紧	辛温解表（荆防败毒散）
风热犯表	流稠涕，痰稠，舌尖边红、苔薄白微黄	鼻塞喷嚏，咽痛咳嗽	发热，有汗，头痛	脉浮数	辛凉解表发散风热（银翘散）
暑热伤表	舌红，苔黄腻	—	身热，微恶风，汗少，肢体酸痛，头昏胀痛	脉濡数	清暑祛湿（新加香薷饮加减）

＊ 预后转归

　　一般而言，感冒的预后良好，但老年、婴幼儿、体弱者要及时医治，延误治疗可能诱发其他疾病而使病情恶化甚至出现严重后果。

✳ 预防与调护

① 加强体育锻炼，增强机体适应气候变化的调节能力。

② 在气候变化时适时增减衣服，注意防寒保暖。

③ 避免接触感冒患者。

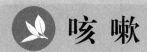

咳 嗽

咳嗽以咳逆有声，或咳吐痰液为主要临床症状，是肺系疾病的主要症候之一。

咳嗽分外感咳嗽与内伤咳嗽两大类。外感咳嗽的病因为外感六淫之邪；内伤咳嗽的病因为饮食、情志等内伤因素致脏腑功能失调，内生病邪。

✳ 辨证论治

① 辨证要点

辨外感内伤：外感咳嗽多为新病，起病急，病程短，常伴肺卫表证；内伤咳嗽多为久病，常反复发作，病程长。

辨证候虚实：外感咳嗽以风寒、风热、风燥为主，内伤咳嗽中的痰湿、痰热、肝火所致者多为邪实正虚，阴津亏耗咳嗽则属虚，或虚中夹实。

② 治疗原则：外感咳嗽多为实证，应祛邪利肺，根据邪气风寒、风热、风燥的不同，应分别采用疏风、散寒、清热、润燥治疗。内伤咳嗽多为邪实正虚，所以以祛邪扶正、标本兼顾为治疗原则，根据病邪为"痰"与"火"，祛邪分别采用祛痰、清火为治。正虚则养阴或益气为宜，同时应分清虚实主次处理。

③ 证治分类

外感咳嗽

证型	望	闻	问	切	治
风寒袭肺	苔薄白，流清涕	鼻塞，咳声重浊	头痛，肢体酸楚，喉痒	脉浮或浮紧	疏风散寒宣肺止咳（三拗汤合止嗽散）

（续表）

证型	望	闻	问	切	治
风热犯肺	苔薄黄，鼻流黄涕，痰黄或稠黏	咳嗽频繁，咳痰不爽	喉燥咽痛，恶风身热，头痛肢楚	脉浮数或浮滑	疏风散热（桑菊饮加减）
风燥伤肺	苔薄白或薄黄，无痰或痰少而粘连，唇鼻干燥	鼻塞，干咳，咳痰不爽	咽喉干痛，口干	脉浮数或小数	清宣温燥润肺止咳（桑杏汤加减）

内伤咳嗽

证型	望	闻	问	切	治
痰湿蕴肺	苔白腻，痰多黏稠厚、色白或灰	咳声重浊	咳嗽反复发作，晨起时更重	脉濡滑	润燥化痰理气止咳（二陈平胃散合三子养亲汤加减）
痰热郁肺	苔薄黄腻，舌红，痰多稠黏或黄痰	咳吐不爽，气促，或喉中有痰声	胸胁胀满，咳时引痛	脉滑数	清热肃肺豁痰止咳（清金化痰汤加减）
肝火犯肺	苔薄黄少津，咳时面赤，痰少质黏	上气咳逆阵作，痰滞咽喉，难咳出	咳嗽引起胸胁胀痛，咽干口苦	脉弦数	清肺泄肝顺气降火（黛蛤散合泻白散加减）
肺阴亏耗	苔红少苔，痰少黏白，或带血丝	干咳，咳声短促，声音逐渐嘶哑	口干咽燥，盗汗	脉细数	滋阴润肺化痰止咳（沙参麦冬汤）

＊ 预后转归

咳嗽一般预后良好，尤其是外感咳嗽，及时治疗多能短时间内治愈。但外感夹燥夹湿者治疗稍难。

＊ 预防与调护

① 注意天气变化，防寒保暖，避免受凉。

② 忌食辛辣动火食物。

③ 各类咳嗽都应戒烟，避免烟尘刺激。

④ 增强体质，提高抗病能力。

哮 病

　　哮病是一种发作性的痰鸣气喘性疾患。发作时喉中哮鸣有声，呼吸气促困难，甚至喘息不能平卧为主要表现。为内科常见病证之一。相当于西医学的支气管哮喘，西医学的喘息性支气管炎或其他急性肺部过敏性疾患所致的哮喘，都可参考本病辨证论治。

　　哮病的发生，为宿痰内伏于肺，因外感、饮食、情志、劳倦等诱因而引触，以致痰阻气道，肺失肃降，肺气上逆，痰气搏击而导致。痰阻气道，肺失肃降，痰气搏击引起的喉中哮鸣有声，呼吸急促困难，甚则喘息不能平卧等，是哮病的基本特征，也可以作为诊断依据。本病发作突然，缓解迅速，一般以傍晚、夜间或清晨最常见，多在气候变化，由热转寒，以及深秋、冬春寒冷季节发病率高。

＊ 辨证论治

　　① 辨证要点：分清邪正实虚，发作时以邪实为主，未发时以正虚为主。
　　② 治疗原则：发作时治标，平时治本。
　　③ 证治分类

发作期

证型	望	闻	问	切	治
寒哮证	苔白滑，痰少咳不爽	喉中哮鸣如蛙叫，呼吸急促	口不渴或渴喜热饮	脉弦紧或浮紧	宣肺散寒化痰平喘（射干麻黄汤）
热哮证	苔黄腻、舌质红，胸高胁胀，咳呛阵作，咳痰黄或白	痰鸣如吼，粗息涌	口苦，口渴喜饮，身热	脉滑数或弦滑	清热宣肺化痰定喘（定喘汤）
寒包热哮证	苔白腻罩黄，舌尖边红，喉有鸣息声	呼吸急促，咳痰不爽	口渴欲饮，大便偏干，胸膈烦闷	脉弦紧	散寒解表清化痰热（小青龙汤加石膏汤）

（续表）

证型	望	闻	问	切	治
风痰哮证	苔厚浊，喉中痰涎，喘急胸满，白色泡沫痰	喉中声如拽锯，或鸣声如吹哨笛	鼻、咽、眼、耳朵发痒，无明显寒热倾向	脉滑实	祛风涤痰降气平喘（三子养亲汤加减）
虚哮证	舌质淡或偏红或紫暗，面色苍白，爪甲青紫	咳痰无力，哮鸣如鼾	形寒肢冷或烦热	脉沉细或细数	补肺纳肾降气化痰（平喘固本汤加减）
喘脱危证	舌质青暗，苔腻或滑，喘息鼻扇动，烦躁，面青	气息短促	反复久发，四肢厥冷	脉细数不清，或浮大无根	补肺纳肾扶正固脱（参附汤送服黑锡丹）

缓解期

证型	望	闻	问	切	治
肺脾气虚证	舌质淡，苔白，咳痰清稀色白	气短声低，或喉中有轻度哮鸣声	常自汗畏风，易感冒	脉濡软	健脾益气（六君子汤加减）
肺肾两虚证	舌淡苔白，舌质胖，面色苍白	气短，吸气不利，喉中有轻度哮鸣	腰膝酸软，耳鸣，劳累后易诱	脉沉细	补肺益肾（生脉地黄汤合金水六君煎）

✳ 预后转归

哮病经常反复发作，病情顽固，迁延难愈，部分儿童、青少年至成年时，肾气日盛，正气渐充，辅以药物治疗，可以终止发作。

✳ 预防与调护

① 做好防寒保暖，避免感冒。

② 加强体育锻炼，饮食宜清淡而富营养，忌生冷、肥甘、辛辣、海腥发物等。

③ 哮病发作时，应密切观察哮鸣、喘息、咳嗽、咳痰等病情的变化。

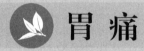 # 胃 痛

胃痛是以上腹胃脘部发生疼痛为主症的一种脾胃病证。以胃脘部疼痛为主症。常伴有食欲不振、胃脘痞闷胀满、恶心呕吐、吞酸嘈杂等胃气失和的症状。西医学中的急性胃炎、慢性胃炎、消化性溃疡、胃痉挛、胃下垂、胃黏膜脱垂症、胃神经官能症等疾病，当其以上腹部胃脘疼痛为主要临床表现时，都可参照本节辨证论治。

✳ 辨证论治

① 辨证要点：胃痛的辨证应区分寒热、虚实、气滞、血瘀的不同。

② 治疗原则：以理气和胃止痛为基本原则。通过疏通气机，恢复胃腑和顺通降之性。

③ 证治分类

证型	望	闻	问	切	治
寒邪客胃	苔薄白	—	胃痛暴作，得热痛减，遇寒痛增，口淡不渴	脉弦紧	温胃散寒，理气止痛（良附丸加味）
饮食伤胃	苔厚腻	—	胃脘疼痛，胀满不消，疼痛拒按，得食更甚，嗳腐吞酸，不思饮食	脉滑	消食导滞，和胃止痛（保和丸加减）
肝气犯胃	苔薄白	喜长叹息	胃脘胀满，脘痛连胁，胸闷嗳气，大便不畅	脉弦	疏肝理气，和胃止痛（柴胡疏肝散加减）
湿热中阻	舌红，苔黄腻	—	胃脘灼痛，泛酸嘈杂，心烦易怒，口干口苦	脉滑数	清热化湿（清中汤加减）
瘀血停胃	舌质紫暗或有瘀斑	—	胃脘疼痛，痛有定处，按之痛甚，食后加剧，入夜尤甚，或吐血、黑便	脉涩	活血化瘀，理气止痛（失笑散合丹参饮加减）

（续表）

证型	望	闻	问	切	治
脾胃虚寒	舌淡苔白	—	胃脘痛，连绵不休，空腹更痛，食则缓解	脉虚缓无力	温中健脾和胃止痛（黄芪建中汤加减）
胃阴不足	舌红少津或光剥无苔	—	胃脘隐隐灼痛，嘈杂，似饥而不欲食，口燥咽干，口渴思饮，消瘦乏力，大便干结	脉弦细无力	养阴益胃和中止痛（一贯煎合芍药甘草汤）

☀ 预后转归

　　急性胃痛多以实证为主，及时调护能痊愈。若久病可由实转虚，而为阳虚、阴虚，或虚劳之证。

☀ 预防与调护

　　① 一定要重视饮食，饮食以少食多餐、营养丰富、清淡易消化为原则。不宜饮酒及过食生冷、辛辣食物，切忌粗硬饮食、暴饮暴食或饥饱无常。
　　② 保持精神愉快，避免忧思恼怒及情绪紧张。
　　③ 注意劳逸结合，避免劳累。

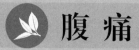

腹　痛

　　腹痛多是感受外邪、饮食所伤、情志失调及素体阳虚等导致脏腑气机不利，经脉气血阻滞所致。急慢性胰腺炎、胃肠痉挛、不完全性肠梗阻、结核性腹膜炎、腹型过敏性紫癜、肠易激综合征、消化不良性腹痛等，都以腹痛为主要表现。各种腹痛，排除外科、妇科疾病后，可参考本节辨证论治。
　　腹痛部位在胃脘以下、耻骨毛际以上，腹壁按之柔软，可有压痛，但无肌紧张及反跳痛，同时常伴有腹胀、矢气，以及饮食、大便的异常等脾胃症状。

* 辨证论治

① 辨证要点：辨腹痛性质、部位。

② 治疗原则：以"通"为法，进行辨证论治。实则泻之，虚则补之，热者寒之，寒者热之，滞者通之，瘀者散之。

③ 证治分类

证型	望	闻	问	切	治
寒邪内阻	舌质淡，苔白腻	—	腹痛急起，剧烈拘急，得温痛减，遇寒尤甚，恶寒身蜷，手足不温，口淡不渴，小便清长	脉沉紧	温里散寒 理气止痛 （良附丸合正气天香散）
湿热壅滞	舌质红，苔黄燥或黄腻	—	腹部胀痛，痞满拒按，得热痛增，遇冷则减，胸闷不舒，烦渴喜冷饮，大便秘结	脉滑数	通腑泄热 行气导滞 （大承气汤加减）
饮食积滞	苔厚腻	—	脘腹胀痛，疼痛拒按，嗳腐吞酸，厌食，痛而欲泻，泻后痛减，粪便奇臭，或大便秘结	脉滑	消食导滞 （枳实导滞丸加减）
肝郁气滞	舌质红，苔薄白	—	脘腹疼痛，胀满不舒，痛引两胁，时聚时散，攻窜不定	脉弦	疏肝解郁 理气止痛 （柴胡疏肝散加减）
瘀血内停	舌质紫暗	—	痛势较剧，腹内或有结块，痛处固定而拒按，经久不愈	脉弦细	活血化瘀 理气止痛 （少腹逐瘀汤加减）
中虚脏寒	面无华，舌质淡，苔薄白	—	腹痛时作时止，痛时喜按，喜热恶冷，得温则舒，饥饿劳累后加重，神疲乏力，气短懒言	脉沉细	温中补虚 缓急止痛 （小建中汤加减）

* 预后转归

体质好、病程短、正气尚足者预后良好；体质较差、病程较长、正气不足者预后较差；身体日渐消瘦、正气日衰者难治。

＊ 预防与调护

① 腹痛多与饮食有关，要节制饮食，调节情志。

② 寒痛者要注意保温，虚痛者宜进食易消化食物，热痛者忌食肥甘厚味和醇酒辛辣之物，食积者注意节制饮食，气滞者要保持心情舒畅。

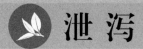

泄 泻

泄泻是以大便次数增多，粪质稀薄，甚至泻出如水样为特征的一种脾胃肠病证。夏秋两季较为多见。急慢性肠炎、肠结核、肠易激综合征、吸收不良综合征等患者出现泄泻时，也可参考本节辨证论治。

泄泻的致病原因有感受外邪、饮食所伤、情志失调、脾胃虚弱、命门火衰等，主要病机是脾病致运化功能失调，肠道分清泌浊、传导功能失司。起病或缓或急，常有反复发作史。以大便清稀为诊断依据，常有脘腹不适、腹胀腹痛肠鸣、食少纳呆、小便不利等症状。

＊ 辨证论治

① 辨证要点：辨暴泻与久泻、虚实、兼夹杂证。

② 治疗原则：以运脾祛湿为原则。急性泄泻以湿盛为主，重用祛湿，辅以健脾，再依寒湿、湿热的不同，分别采用温化寒湿与清化湿热之法。

③ 证治分类

暴泄（急性泄泻）

证型	望	闻	问	切	治
寒湿证	肠鸣，舌苔薄白或白腻	—	泄泻清稀，甚至如水样，腹痛肠鸣，脘闷食少	脉濡缓	芳香化湿解表散寒（藿香正气散加减）

（续表）

证型	望	闻	问	切	治
湿热证	舌质红，苔黄腻	—	泄泻腹痛，泻下急迫，或泻而不爽，粪色黄褐，气味臭秽，肛门灼热	脉濡数或滑数	清肠利湿（葛根黄芩黄连汤加减）
食滞证	舌苔垢浊或厚腻	—	腹痛肠鸣，泻后痛减，泻下稀便，臭如败卵，伴有不消化食物，脘腹胀满	脉滑大	消食导滞（保和丸加减）

久泄（慢性泄泻）

证型	望	闻	问	切	治
脾胃虚弱	面少华，舌淡苔白	—	稍进油腻食物即发生泄泻，伴有不消化食物，大便时泻时溏	脉细沉	健脾益气和胃渗湿（参苓白术散）
肝气乘脾	舌苔薄白或薄腻	—	肠鸣攻痛，腹痛即泻，泻后痛缓	脉细弦	抑肝扶脾（痛泻要方加减）
肾阳虚衰	舌淡苔白	—	黎明之前腹痛，肠鸣即泻，泻后即安，小腹冷痛	脉沉细	温补脾肾固涩止泻（四神丸）

＊ 预后转归

急性泄泻经过恰当治疗，多能治愈；少数患者失治误治，可反复发作，迁延不愈，由实转虚，变为慢性泄泻。但慢性泄泻一般经正确治疗，也能获愈。

＊ 预防与调护

①加强体育锻炼，平时要养成良好的卫生习惯，不饮生水，忌食腐败变质食物，少食生冷瓜果；居处冷暖适宜。

②急性泄泻患者可暂禁食，以利于病情恢复；重度泄泻者，要注意防止脱水，应及时补充体液或饮用淡盐水。

③饮食以流质或半流质为宜。

便 秘

　　便秘是由于大肠传导功能失常导致的以大便排出秘结、排便时间或排便间隔时间延长为特征的病证。其原因主要有外感寒热之邪、内伤饮食情志、病后体虚、阴阳气血不足等。基本病机是邪滞大肠，腑气闭塞不通，或肠失温润，推动无力，导致大肠传导功能失常。

　　除上述表现外，还可能伴有腹胀腹痛、头晕头胀、嗳气食少、心烦失眠、肛裂、出血、痔疮，以及汗出、气短乏力、心悸头晕等症状。

＊ 辨证论治

　　① 辨证要点：分虚实论治。实者当辨热秘、气秘和冷秘；虚者当辨气虚、血虚、阴虚和阳虚。

　　② 治疗原则：恢复大肠传导功能，保持大便畅通。避免单纯用泻下药，应针对不同的病因病机采取相应的治法。

　　③ 证治分类

实秘

证型	望	闻	问	切	治
热秘	面红舌红，苔黄燥	口臭	大便干结，腹胀腹痛，口干，心烦不安，小便短赤	脉滑数	泻热导滞润肠通便（麻子仁丸加减）
气秘	舌苔薄腻	—	大便干结，欲便不得出，或便而不畅，肠鸣矢气，腹中胀痛，胸胁满闷	脉弦	顺气导滞（六磨汤加减）
冷秘	舌苔白腻	—	大便艰涩，腹痛拘急，胀满拒按，手足不温，呃逆呕吐	脉弦紧	温里散寒通便导滞（大黄附子汤加减）

虚秘

证型	望	闻	问	切	治
气虚秘	面白神疲，舌淡苔白	—	粪质不干硬，但临厕排便困难，便后乏力，体质虚弱	脉弱	补气润肠健脾升阳（黄芪汤加减）
血虚秘	口唇色淡，舌淡苔少	—	大便干结，排出困难，面色无华，心悸气短，健忘	脉细	养血润肠润燥通便（润肠丸加减）
阴虚秘	形体消瘦，两颧红赤，舌红少苔	—	大便干结，如羊屎状，头晕耳鸣，心烦失眠，潮热盗汗	脉细数	滋阴润肠通便（增液汤加减）
阳虚秘	面色㿠白，舌淡苔白	—	大便或干或不干，皆排出困难，小便清长，四肢不温，腹中冷痛	脉沉迟	温阳润肠（济川煎加减）

* 预后转归

便秘常可引起腹胀、腹痛、头晕头胀、食欲减退、睡眠不安等症。便秘日久，可引起肛裂、痔疮。若能积极治疗，并注意饮食、情志、运动调护，多能在短期内治愈。

* 预防与调护

① 注意饮食调理，避免辛辣燥热食物。

② 适当多吃富含膳食纤维的粗粮、蔬菜、水果。

③ 增加体力活动，加强腹肌锻炼，避免久坐少动。

④ 保持心情舒畅，避免忧思恼怒。养成定时排便的习惯。

便秘与肠结

二者皆有大便秘结症状，但肠结多为急病，腹部疼痛拒按，大便完全不通，且无矢气和肠鸣。便秘多为慢性久病。

不寐（失眠）

失眠是心神失养或心神不安导致的以经常不能获得正常睡眠为特征的一类病证。主要表现为睡眠时间、深度的不足以及不能消除疲劳、恢复体力与精力，轻者入睡困难，或者寐而不酣，时寐时醒，或醒后不能再寐，重则彻夜不寐。

失眠多由情志、饮食内伤，以及病后及年迈、禀赋不足、心虚胆怯等病因引起。其病机有两个：一是因心血虚、胆虚、脾虚、肾阴亏虚而导致心失所养；二是由心火偏亢、肝郁、痰热、胃失和降进而导致心神不安。

辨证论治

① 辨证要点：辨虚实。

② 治疗原则：补虚泻实，调整脏腑气血阴阳。

③ 证治分类

证型	望	闻	问	切	治
肝火扰心	目赤，舌红苔黄	—	不寐多梦，彻夜不眠，烦躁易怒，头晕头胀，耳鸣	脉弦数	疏肝泻火镇心安神（龙胆泻肝汤加减）
痰热内扰	舌偏红，苔黄腻	—	不寐，胸闷心烦，嗳气，伴有头重目眩、口苦	脉滑数	清化痰热和中安神（黄连温胆汤加减）
心脾两虚	面色少华，舌淡苔薄	—	不寐，多梦易醒，心悸健忘，神疲食少，头晕目眩	脉无力	补益心脾养血安神（归脾汤加减）
心肾不交	舌红少苔	—	心烦不寐，入睡困难，心悸多梦，头晕耳鸣，腰膝酸软，遗精或月经不调	脉细数	滋阴降火交通心肾（六味地黄丸加减）
心胆气虚	舌淡	—	心烦不寐，多梦易醒，胆怯心悸，触事易惊，伴有气短自汗、倦怠乏力	脉弦细	益气镇惊安神定志（安神定志丸合酸枣仁汤）

＊ 预后转归

除部分病程短、病情单纯者治疗收效较快外，大多患者病程较长，病情复杂，治疗难度增加。

＊ 预防与调护

① 注意精神调护，避免不良情绪刺激。

② 养成良好的生活习惯，按时睡觉，不经常熬夜，睡前不饮浓茶、咖啡和抽烟等。

③ 保持心情愉快，并加强体质锻炼。

心 悸

心悸是心之气血阴阳亏虚，或痰饮瘀血阻滞，致心失所养出现心中悸动不安甚则不能自主的一种病证。其病因多为体质虚弱、饮食疲倦、七情所伤、感受外邪等。病位主要在心，由于心神失养，而心神动摇，悸动不安。但其发病与脾、肾、肺、肝四脏功能失调相关。

心悸的基本证候特点是发作性心慌不安，心跳剧烈，神情紧张，不能自主，呈阵发性或持续不止，伴有胸闷不适、易激动、心烦、少寐多汗、颤动、乏力、头晕等。

＊ 辨证论治

① 辨证要点：辨虚实和其他脏器疾病。

② 治疗原则：心悸虚证由脏腑气血阴阳亏虚、心神失养所致，治当补益气血、调理阴阳，以求气血调畅、阴平阳秘，促进脏腑功能的恢复。心悸实证常由痰饮、瘀血等所致，治当祛痰、化饮、活血化瘀。

③ 证治分类

证型	望	闻	问	切	治
心虚胆怯	善惊易恐，坐卧不安，苔薄白	—	心悸不宁，少寐多梦易惊醒	脉细略数或细弦	镇惊定志 养心安神 （安神定志丸加减）
心血不足	面色无华，舌淡红	—	心悸气短，头晕目眩，少寐多梦，健忘	脉细弱	补血养心 益气安神 （归脾汤）
阴虚火旺	舌红少津，苔少或无	—	心悸易惊，心烦失眠，五心烦热，口干，盗汗	脉细数	滋阴清火 养心安神 （黄连阿胶汤加减）
心阳不振	面色苍白，形寒肢冷，舌淡苔白	—	心悸不安，胸闷气短，动则尤甚	脉细弱或沉细无力	温补心阳 安神定悸 （桂枝甘草龙骨牡蛎汤合参附汤加减）
水饮凌心	下肢肿，形寒肢冷，流涎，舌淡胖，苔白滑	—	心悸，胸闷痞满，渴不欲饮	脉弦滑或沉细而滑	振奋心阳 化气利水 （苓桂术甘汤加减）
瘀阻心脉	唇甲青紫，舌质紫暗或有瘀斑	—	心悸，胸闷不适，心痛时作，痛如针刺	脉涩或结或代	活血化瘀 理气通络 （桃仁红花煎合桂枝甘草龙骨牡蛎汤加减）
痰火扰心	舌质红，苔黄腻	—	心悸时发时止，受惊易作，胸闷烦躁，失眠多梦，口干苦，大便秘结	脉弦滑	清热化痰 宁心安神 （黄连温胆汤加减）
邪毒犯心	舌质红、少津，苔薄黄	—	心悸，胸闷，气短，发热，恶寒	脉细数或结代	清热解毒 益气养阴 （银翘散合生脉饮加减）

✳ 预后转归

心悸的预后主要取决于本虚标实的程度，治疗是否及时、恰当。心悸仅为偶发、短暂、阵发者，一般能很快治愈，或可不治而愈；反复发作或长时间持续发作者，较为难治。

✳ 预防与调护

① 居住环境安静，避免噪声等一切不良刺激。

② 空气清新。

③ 保持精神乐观，情绪稳定。

④ 坚持治疗，坚定信心。

⑤ 避免惊恐刺激及忧思恼怒等。

惊悸与怔忡

惊悸发病，多与情绪因素有关，可由骤遇惊恐、忧思恼怒、悲哀过极或过度紧张而诱发，多为阵发性，实证居多，但也存在内虚因素。病来虽速，病情较轻，可自行缓解，不发时如常人。怔忡多由久病体虚、心脏受损所致，无精神因素亦可发生，常持续心悸，心中惕惕，不能自控，活动后加重。病来虽渐，病情较重，每属虚证，或虚中夹实，不发时亦可见脏腑虚损症状。惊悸日久不愈，亦可形成怔忡。

眩 晕

眩是眼花，晕是头晕，两者常同时并见，统称为"眩晕"。眩晕轻者闭目可止，重者如坐车船，旋转不定，不能站立，或伴有恶心、呕吐、汗出、面色苍白等症状。

眩晕多由于外邪、情志、饮食内伤、体虚久病、失血劳倦及外伤、手术等病因，引起风、火、痰、瘀上扰清空或精亏血少、清窍失养而致。

✳ 辨证论治

① 辨证要点：辨相关脏腑、标本虚实。

② 治疗原则：补虚泻实，调整阴阳。

③ 证治分类

证型	望	闻	问	切	治
肝阳上亢	颜面潮红，舌红苔黄	一	眩晕耳鸣，头痛且胀，失眠多梦，急躁易怒	脉弦或数	平肝潜阳（天麻钩藤饮加减）
痰湿中阻	舌苔白腻	一	眩晕、头重昏蒙，胸闷恶心，呕痰涎	脉濡滑	化痰去湿健脾和胃（半夏白术天麻汤加减）
瘀血阻窍	面唇紫暗，舌暗有瘀斑	一	眩晕头痛，健忘，失眠，心悸，精神不振，耳鸣耳聋	脉涩或细涩	活血化瘀通窍活络（通窍活血汤加减）
气血亏虚	面色㿠白，唇甲不华，发色不泽，舌淡苔薄白	一	头晕目眩，劳累发作，神疲乏力，心悸少寐，纳差食少	脉细弱	补养气血健运脾胃（归脾汤加减）
肾精不足	面色㿠白，舌红少苔或舌淡嫩苔白	一	眩晕日久不愈，精神萎靡，腰膝酸软，耳鸣齿摇	脉细数	滋养肝肾益精填髓（左归丸加减）

﹡ 预后转归

眩晕易反复，积极治疗可终止或减轻症状。迁延日久者要积极查明并治疗原发病。

﹡ 预防与调护

①保持心情开朗愉悦，饮食有节，多吃蔬菜、水果，忌烟酒、油腻、辛辣之品，少食海腥发物。

②虚证眩晕者可配合食疗，加强营养。

③眩晕发作时应卧床休息，闭目养神，少做或不做旋转、弯腰等动作，以免诱发或加重病情。

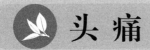 头 痛

头痛是指由于外感六淫或内伤杂病致使脉络拘急或失养、清窍不利引起的以自觉头痛为主要特征的疾病。多由感受外邪、情志失调、饮食不节、先天禀赋不足、头部外伤引起。有引起头痛的外感、内伤因素，或者有反复发作的病史。

✳ 辨证论治

① 辨证要点：辨外感内伤、相关经络和疼痛性质。

② 治疗原则：分内外虚实。外感头痛以风邪为主，当祛风；内伤头痛多属虚证或虚实夹杂，虚者以补气养血或益肾填精为主，虚实夹杂者标本兼顾并治。此外，还必须注意循经用药。

③ 证治分类

外感头痛

证型	望	闻	问	切	治
风寒头痛	苔薄白	善太息，嗳气频作	头痛时作，痛连颈部和后背，怕风畏寒，遇风尤剧，口不渴	脉浮	发散风寒通络止痛（川芎茶调散加减）
风热头痛	面红目赤，舌质红，苔黄	—	起病急，头胀痛，甚至头痛如裂，发热或恶风，口渴欲饮，便秘溲黄	脉浮数	疏风清热（芎芷石膏汤加减）
风湿头痛	苔白腻	—	头痛如裹，肢体困重，胸闷纳呆，大便或溏，小便不利	脉濡	祛风胜湿（羌活胜湿汤加减）

内伤头痛

证型	望	闻	问	切	治
肝阳头痛	面红，苔薄黄	—	头胀痛而眩，心烦易怒，耳鸣，或兼胁痛，口苦	脉弦有力	平肝潜阳（天麻钩藤饮加减）

（续表）

证型	望	闻	问	切	治
血虚头痛	面色少华，舌质淡，苔薄白	—	头痛隐隐，时时昏晕，心悸失眠，神疲乏力	脉细弱	养血滋阴活络止痛（加味四物汤加减）
气虚头痛	面色少华，神疲乏力	气短少言	头痛而晕，遇劳加重	脉虚	健脾益气升清（益气聪明汤加减）
痰浊头痛	苔白腻	—	头痛昏蒙，胸脘满闷，纳呆呕吐	脉弦或弦滑	健脾燥湿化痰息风（半夏白术天麻汤加减）
肾虚头痛	舌红少苔	—	头痛而空，眩晕耳鸣，腰膝酸软，遗精带下，少寐	脉细无力	滋阴补肾（大补元煎加减）
瘀血头痛	舌紫，苔薄白	—	头痛经久不愈，痛如锥刺，固定不移，日轻夜重，或头部有外伤史	脉细或细涩	活血通窍止痛（通窍活血汤加减）

✳ 预后转归

外感头痛治疗较易，预后良好；内伤头痛虚实夹杂，治疗较难，只要辨证准确，精心治疗，也可以使病情得到缓解，甚至治愈；如果并发中风、心痛、呕吐等则预后较差。

✳ 预防与调护

清淡饮食，缓解紧张情绪，注意休息。

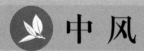

中 风

中风是以突然昏仆、半身不遂、口舌歪斜、语言不利为主要临床表现的病证。因为该病发病急骤，症见多端，病情变化迅速，和风变特点相似，所以被称为中风。多见于中老年人，常留有后遗症。

本病冬春两季多见。多因气血亏虚、劳逸失度、内伤积损、情志不遂、饮酒饱食等触发。病前常有头晕、头痛、肢体麻木、力弱等先兆症状。

✳ 辨证论治

① 辨证要点：出现中风症状一定要及时就医，治疗的主要目的为促进瘫痪肢体和语言障碍的功能恢复，改善脑功能，减少后遗症以及预防复发。如果病情有所缓解，在恢复期可以辨证论治，比如辨病期，辨中经络与中脏腑，中脏腑则辨闭证与脱证，辨病势顺逆。

② 治疗原则：应分清病期，兼顾标本缓急，正确使用通下之法。

③ 证治分类

急性期

证型	望	闻	问	切	治
风痰瘀阻（中经络）	口舌歪斜，口角流涎,半身不遂,舌苔薄白或紫暗或有瘀斑	舌强言謇，善太息，嗳气频作	头晕头痛，手足麻木	脉弦涩或小滑	息风化痰 活血通络（半夏白术天麻汤合桃仁红花煎加减）
风阳上扰（中经络）	口舌歪斜，半身不遂，面红目赤，舌质红苔薄黄	—	眩晕头痛，耳鸣，腰腿酸软	脉弦细或弦滑	平肝息风（天麻钩藤饮）
阳闭（中脏腑）	突然昏仆，不省人事,半身不遂，面红，舌红苔黄	鼻鼾气粗	起病骤急，躁动不安	脉弦滑有力	清热化痰 醒神开窍（羚角钩藤汤配合灌服或鼻饲安宫牛黄丸）
阴闭（中脏腑）	突然昏仆，半身不遂，面白唇暗，舌暗，苔白腻滑	—	起病骤急，四肢不温	脉沉滑	豁痰息风（涤痰汤配合灌服或鼻饲苏合香丸）
脱证（中脏腑）	突然昏仆，面色苍白，目合口开，舌萎缩	鼻鼾息微	手撒遗尿，汗出肢冷	脉沉细微欲绝或浮大无根	益气回阳固脱（参附汤合生脉饮加减）

恢复期和后遗症期

证型	望	闻	问	切	治
痰瘀阻络	口舌歪斜，半身不遂，舌紫暗或有瘀斑，苔滑腻	舌强言謇	肢体麻木	脉弦滑或涩	化痰祛瘀活血通络（温胆汤合四物汤加减）
气虚血瘀	口舌歪斜，半身不遂，面色萎黄，舌质淡紫或有瘀斑，苔薄白	舌强言謇	肢软无力，患侧手足浮肿	脉细涩或细弱	益气养血化瘀通络（补阳还五汤加减）
肝肾亏虚	半身不遂，患肢僵硬，舌红或淡红	舌强不语	肢体肌肉萎缩	脉细或沉细	滋养肝肾（左归丸合地黄饮子加减）

✳ 预后转归

中经络者一般预后较好，中脏腑者易发生中风后遗症。

✳ 预防与调护

① 要高度重视中风先兆症状，及早治疗。
② 中年人应适当体育锻炼，饮食清淡，避免精神刺激，情绪稳定。

🌿 淋 证

淋证是指以小便频数短涩、淋沥刺痛、少腹拘急为主症的病证。此病多因嗜酒过度，或多食肥甘食物，酿成湿热，或情绪不好，郁怒伤肝所致。其主要病机为湿热蕴结下焦，肾与膀胱气化不利。

本病的诊断以小便频急、滴沥不尽、尿道涩痛、小腹拘急、痛引腰腹等为基本临床特征。病久或反复发作后，常伴有低热、腰痛、小腹坠胀、疲劳等症状。

* 辨证论治

① 辨证要点：辨六淋主症、淋证虚实。

② 治疗原则：实则清利，虚则补益，这是治疗淋证的基本原则。

③ 证治分类

证型	望	闻	问	切	治
热淋	苔黄腻	—	小便频急短涩，尿道灼热刺痛，尿色黄赤，少腹拘急胀痛，或有发热、口苦、呕恶	脉滑数	清热解毒 利湿通淋 （八正散加减）
石淋	舌红，苔薄黄	—	排尿涩痛，尿中时夹砂石，或排尿时突然中断，少腹拘急，尿中带血	脉弦或带数	清热利尿 通淋排石 （石韦散加减）
气淋	苔薄白	—	小便涩痛，淋沥不宣，少腹胀满疼痛	脉弦	理气疏导 通淋利尿 （沉香散）
血淋	舌尖红，苔黄	—	小便频急，热涩刺痛，尿色深红，或夹有血块	脉滑数	清热通淋 凉血止血 （小蓟饮子加减）
膏淋	舌质红，苔黄腻	—	小便混浊如米泔水，上有浮油，尿道热涩、疼痛	脉濡数	清热利湿 分清泄浊 （程氏萆薢分清饮加减）
劳淋	舌质淡	—	小便不甚赤涩，但淋沥不已，时作时止，遇劳即发，腰膝酸软，神疲乏力	脉虚弱	健脾益肾 （无比山药丸加减）

* 预后转归

淋证预后与类型及病情轻重有关，淋证的实证如热淋、石淋初起，轻者一般预后良好，如久淋不愈，可发展成癃闭（小便不利，点滴而短少，或闭塞、点滴全无）和关格（小便不通与呕吐并见）。

* 预防与调护

① 增强体质，防止情志内伤。

② 消除各种外邪入侵和湿热内生的有关因素，注意外阴清洁，不憋尿。

③ 多饮水，饮食清淡。

④ 发病期要注意休息，有助于早日恢复健康。

遗　精

　　遗精是指不因性生活而精液遗泄的一种病证。有梦而遗精者，称为梦遗；无梦而遗精，甚至清醒时精液自出者，称为滑精。西医学的神经衰弱、前列腺炎等引起的遗精，可参考本节辨证论治。本病为男科疾病，多由于患者劳心过度、恣情纵欲、饮食不节、欲念不遂等因素导致。其病机主要是肾失封藏，精关不固。

　　梦中遗精，每周超过2次以上；或在清醒时，不因性生活而精液自出，伴有耳鸣、头昏、健忘、失眠、神倦乏力、腰酸膝软等症，并持续1个月以上者，即可诊断为遗精。

✳ 辨证论治

　　① 辨证要点：明辨疾病虚实、细审脏腑部位。
　　② 治疗原则：实证以清泄为主，虚证以补涩为主。
　　③ 证治分类

证型		望	闻	问	切	治
君相火旺		舌红，苔薄黄	—	少寐多梦，梦中遗精，心中烦热，头晕目眩	脉弦数	清心安神滋阴清热（黄连清心饮加减）
湿热下注		舌质红，苔黄腻	—	遗精频作，小便热赤混浊，或者尿涩不爽，口苦或口渴	脉濡数	清热利湿（程氏萆薢分清饮加减）
劳伤心脾		面色萎黄，神疲乏力，舌淡苔薄	—	劳则遗精，心悸不宁，失眠健忘，面色萎黄，食少便溏	脉弱	调补心脾益气摄精（妙香散加减）
肾虚不固	遗精损伤肾精——肾阴虚	舌红少苔	—	梦遗频作，甚至滑精，腰膝酸软，咽干，心烦，眩晕耳鸣，健忘失眠，低热颧赤	脉细数	补益肾精固涩止遗（六味地黄丸或左归丸）
	滑精既久，阴虚及阳——肾阳虚	舌淡胖，苔白滑	—	无梦而遗，精冷，形寒肢冷，阳痿早泄，眩晕耳鸣，夜尿多	脉沉细	补肾固精（金锁固精丸加减）

✳ 预后转归

遗精实证容易治疗，多能痊愈。但若调护不当或失治，也可使病情久延不愈，甚至发展成虚劳。

✳ 预防与调护

① 注意调护心神，排除杂念，清心寡欲，注意生活起居，避免脑力和体力过劳。

② 晚餐不宜过饱，养成侧卧习惯，被褥不宜过重，衬裤不宜过紧，以减少局部刺激，并应少食辛辣刺激性食物。

🍃 阳痿

阳痿是指成年男子性交时阴茎痿弱不起，或举而不坚，或坚而不能持久，无法进行正常性生活的一种病证。西医学中的男子性功能障碍和某些慢性疾病表现以阳痿为主者，可参考本节内容辨证论治。病位在肾，并与脾、胃、肝关系密切。

成年男子以阴茎痿弱不起，举而不坚，或者坚而不能持久，无法进行正常性生活为主要诊断依据，常伴有神疲乏力、腰酸膝软、头晕耳鸣、畏寒肢冷等症。

✳ 辨证论治

① 辨证要点：辨虚实、寒热，明脏腑。

② 治疗原则：补肾疏肝，健脾益气，行气活血，恢复前阴宗筋气血。

③ 证治分类

证型	望	闻	问	切	治
命门火衰	精神萎靡，舌质淡胖，苔白	—	阳事不举，举而不坚，性欲减退，局部冷湿，腰酸膝软，头晕耳鸣，畏寒肢冷，精神萎靡	脉沉迟或沉细	温肾壮阳（赞育丹加减）

（续表）

证型	望	闻	问	切	治
心脾虚亏	面色萎黄，神疲乏力，舌淡，舌边有齿痕，苔薄白	—	阳事不举，精神不振失眠多梦，夜寐不安，力不从心	脉细弱	补益心脾（归脾汤加减）
肝郁气滞	舌质淡，苔薄白	喜太息	临房不举，举而不坚，心情抑郁，胁肋胀闷	脉弦	疏肝解郁（柴胡疏肝散加减）
恐惧伤肾	舌质淡，苔薄腻	言迟声低	阳事不举，心悸，胆怯多疑，夜寐不安	脉弦细	益肾宁神（启阳娱心丹加减或大补元煎）
湿热下注	舌质红，苔黄腻	—	阴茎痿软，阴囊湿痒臊臭，小便短赤，下肢酸困	脉沉滑	清热利湿（知柏地黄丸加减）

﹡ 预后转归

大多数患者经过适当治疗调养，一般可以得到治愈，预后良好。

﹡ 预防与调护

① 注意情绪，减轻焦虑。

② 调节饮食，加强锻炼，增强体质。

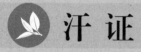

汗 证

汗证是由于阴阳失调，腠理不固，而致汗液外泄失常的病证。不因外界环境因素的影响，白昼时汗出，甚至越来越严重的，称为自汗；睡中汗出，醒来自止者，称为盗汗。

汗证常因病后体虚、表虚受风、烦恼过度、情志不舒等导致。自汗、盗汗是临床杂病中较为常见的一种病证，中医对其有比较系统、完整的认识，如果辨证用药恰当，一般都有良好的疗效。

＊ 辨证论治

① 辨证要点：辨明阴阳虚实。

② 治疗原则：虚证当根据证候的不同而采取益气、养阴、补血、调和营卫等治法；实证当清肝泄热、化湿和营。

③ 证治分类

证型	望	闻	问	切	治
肺卫不固	面色㿠白少华，苔薄白	一	汗出恶风，稍劳动即汗出得特别多，易于感冒，体倦乏力	脉细弱	益气固表（玉屏风散加减）
心血不足	神疲气短，面色不华，舌质淡	一	自汗或盗汗，心悸少寐	脉细	补心养血（归脾汤加减）
阴虚火旺	两颧色红，舌红少苔	一	夜寐盗汗，或有自汗，五心烦热，或午后潮热，口渴	脉细数	滋阴降火（当归六黄汤加减）
邪热郁蒸	面赤烘热，舌苔薄黄	一	蒸蒸汗出，汗液易使衣服黄染，烦躁，口苦，小便色黄	脉弦数	清肝泄热化湿和营（龙胆泻肝汤加减）

＊ 预后转归

单纯的自汗、盗汗，经过治疗大多可在短期内治愈或好转。其他疾病过程中的自汗，尤其是盗汗，病情往往较重，治疗时需要着重针对原发疾病，且常需待原发疾病好转、痊愈，自汗、盗汗才能减轻或消失。

＊ 预防与调护

① 加强体育锻炼，注意劳逸结合，保持心情愉快。

② 汗出时，尽量避风寒，以防感冒。汗出之后，要及时用干毛巾将汗擦干。出汗较多者，需经常更换内衣，并注意保持衣服、卧具干燥清洁。

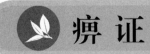

痹 证

　　痹证指感受风寒湿邪，闭阻经络气血运行不畅所导致的以肢体关节疼痛、麻木、酸楚、重着以及活动不利为主要表现的病证。西医学的风湿性关节炎、类风湿关节炎、强直性脊柱炎、骨性关节炎、坐骨神经痛等疾病以肢体痹证为临床特征者，可参照本节辨证论治。

　　本病的发生，与体质因素、气候条件、生活环境都有密切关系，正虚外卫不固是痹证发生的基础，感受外邪是痹证发生的外部条件。本病诊断依据为肢体关节、肌肉疼痛、屈伸不利，或者疼痛游走不定，关节剧痛、肿大变形等。

＊ 辨证论治

　　① 辨证要点：辨病邪偏盛，辨病性虚实。
　　② 治疗原则：祛邪活络，缓急止痛。
　　③ 证治分类

证型	望	闻	问	切	治
风寒湿痹	关节屈伸不利，舌质淡，苔薄白或白腻	—	肌肉关节酸痛，酸楚游走不定，肌肤麻木不仁	脉弦紧或濡缓	除湿通络祛风散寒（薏苡仁汤加减）
风湿热痹	关节屈伸不利，局部红肿，肌肤红斑，舌质红，苔黄或黄腻	—	关节疼痛，局部灼热，常有发热口渴，烦闷不安	脉滑数或浮数	清热通络祛风除湿（白虎加桂枝汤加减）
寒热错杂	关节屈伸不利，苔白罩黄或舌红苔白	—	关节灼热肿痛或冷痛喜温，恶风怕冷，口干口苦，尿黄	脉弦或紧或数	温经散寒（桂枝芍药知母汤加减）
痰瘀痹阻	关节屈伸不利，肌肤紫暗，舌质紫暗或有瘀斑，苔白腻	—	痹证日久，关节刺痛有定点，胸闷痰多	脉弦涩	化痰行瘀（双合汤加减）

（续表）

证型	望	闻	问	切	治
气血虚痹	关节屈伸不利，面色少华，唇甲淡白，舌淡苔薄	—	关节疼痛、酸楚，形体消瘦，肌肤麻木	脉细弱	益气养血 和营通络 （黄芪桂枝五物汤加减）
肝肾虚痹	关节屈伸不利，肌肉瘦削，舌质淡红，苔薄白或少津	—	痹证日久不愈，疼痛时轻时重，疲劳加重，或有遗精、阳痿	脉沉细弱或细数	补益肝肾 通络止痛 （独活寄生汤加减）

✳ 预后转归

痹证治疗及时，预后良好。若关节变形，肌肉萎缩，或者伴见心悸、浮肿等脏腑痹症状者，多预后不良。

✳ 预防与调护

① 改善阴冷潮湿等不良的工作、生活环境，避免外邪入侵。

② 锻炼身体，增强机体御邪能力。痹证初发时应积极治疗。

🍃 腰 痛

腰痛是指外感、内伤或挫闪扑跌导致腰部气血运行失调，引起腰脊或腰脊两侧疼痛为主要症状的一种病证。西医学中的风湿性腰痛、腰肌劳损、脊柱病变之腰痛等，也可参照本节辨证论治。

腰痛多由于外感风、寒、湿、热之邪，内伤久病，年老体衰，劳欲过度及劳动外伤，导致患者筋脉痹阻，腰腹失养而发。多有腰部感受外邪、外伤、劳损等病史。

* 辨证论治

① 辨证要点：辨邪实与正虚，分清病理因素。

② 治疗原则：分清标本缓急。邪实者，祛邪通络；正虚者，补肾益精；虚实夹杂者，分别主次，兼顾用药。

③ 证治分类

证型	望	闻	问	切	治
寒湿腰痛	苔白腻	—	腰部冷痛，转侧不方便，逐渐加重，每遇阴雨天或腰部感寒后加剧，痛处喜温，得热则减	脉沉而迟缓	散寒除湿温经通络（甘姜苓术汤加减）
湿热腰痛	苔黄腻	—	腰部疼痛，痛处伴有热感，夏季或腰部着湿热后痛剧	脉濡数	清热利湿舒筋活络（四妙丸加减）
瘀血腰痛	面晦唇暗，舌质隐青或有瘀斑	—	腰痛如刺，痛处固定，或胀痛不适，日轻夜重，多有闪挫跌打史，或伴血尿	脉涩	活血化瘀理气止痛（身痛逐瘀汤加减）
肾虚腰痛	肾阳虚：面色㿠白，舌淡润，苔薄白	—	腰痛以酸软为主，喜按揉，腿膝无力，遇劳则甚，常反复发作 偏肾阳虚者：怕冷，手足不温	脉沉细	温补肾阳（右归丸加减）
	肾阴虚：面色潮红，舌红苔少		偏肾阴虚者：心烦，口干咽燥，手足心热	脉细数	滋补肾阴（左归丸加减）

* 预后转归

本病易反复发作，缠绵难愈。腰痛属于症状，可见于多种疾病，对腰痛的治疗，要结合原发病综合判断处理，一般而言，原发病治愈，腰痛会随之减轻或消失。

* 预防与调护

① 注意腰部保暖，免寒湿、湿热侵袭，勿坐卧湿地。

② 加强体育运动，活动时腰部用力应适当，注意避免跌、扑、闪、挫。

③ 劳逸适度，节制房事。

中医妇科

月经过少

月经周期正常，经量明显少于既往，经期不足 2 天，甚至只有点滴即净者，称月经过少。月经过少伴月经后期者，可发展为闭经。相当于西医学性腺功能低下、子宫内膜结核、炎症或刮宫过深等引起的月经过少。

本病的发病机制为精亏血少，冲任气血不足，或寒凝瘀阻，冲任气血不畅，血海满溢不多。常见的分型有肾虚、血虚、血寒和血瘀。

＊ 辨证论治

① 辨证要点：须分辨虚实，虚证者重在补肾益精，或补血益气以滋经血之源；实证者重在温经行滞，或祛瘀行血以通调冲任。

② 证治分类

证型	妇科症候	全身症候	舌苔	脉象	治法
肾虚	经来量少，不日即净，或点滴即止，血色淡暗	腰膝酸软，头晕耳鸣，或小腹冷，夜尿多	舌淡	脉细沉	补肾益精养血调经（归肾丸）
血虚	经来量少，不日即净，或点滴即止，经色淡红	面色萎黄，头晕眼花，心悸怔忡，小腹空坠	舌淡苔薄	脉细无力	补血益气调经（滋血汤）
血寒	经行量少，色暗红，小腹冷痛，得热痛减	面色青白	舌暗苔白	脉沉紧	温经散寒活血调经（温经汤）
血瘀	经行涩少，色紫黑有块，小腹刺痛拒按	—	舌紫暗或有瘀斑	脉涩有力	活血化瘀理气调经（通瘀煎）

🍃 月经过多

月经周期正常，经量明显多于既往者，称为月经过多。主要表现为经量明显增多，而周期、经期正常。本病相当于西医学排卵型功能失调性子宫出血病引起的月经过多，或子宫肌瘤、盆腔炎症、子宫内膜异位症等疾病引起的月经过多。宫内节育器引起的月经过多，可按本病治疗。

本病的发病机制是冲任不固，经血失于制约。治疗时要注意经时和平时的不同，平时治本是调经，经时固冲止血需标本同治。

* 辨证论治

① 辨证要点：辨证属于气虚证、血热证或血瘀证。

② 证治分类

证型	妇科症候	全身症候	舌苔	脉象	治法
气虚证	行经量多，色淡红，质清稀	面色无华或萎黄，神疲体倦，气短懒言，心悸怔忡	舌淡苔薄	脉缓弱	补气升提固冲止血（安冲汤）
血热证	经行量多，色鲜红或深红，质黏稠	口渴饮冷，心烦多梦，尿黄便结	舌红，苔黄	脉滑数	清热凉血固冲止血（保阴煎）
血瘀证	经行量多，色紫暗，质稠有血块，腹痛	平时小腹胀痛	舌紫暗或有瘀点	脉涩有力	活血化瘀固冲止血（桃红四物汤）

月经后期

月经周期错后1周以上，甚至3~5个月一行，经期正常，连续2个月经周期以上者，称为"月经后期"。月经后期如伴经量过少，常可发展为闭经，相当于西医的月经稀发。

本病主要发病机制是精血不足或邪气阻滞，血海不能按时满溢，所以导致月经后期。

* 辨证论治

① 辨证要点：月经后期常见的分型有肾虚、血虚、血寒、气滞和痰湿。所以治疗月经后期必须辨明虚实。

② 证治分类

证型		妇科症候	全身症候	舌苔	脉象	治法
肾虚证		经期错后，量少，色淡暗，质清稀	面色晦暗，腰酸腿软，头晕耳鸣	舌淡苔薄	脉沉细	补肾益气养血调经（地黄饮子）
血虚证		经期错后，量少，色淡质稀	面色苍白或萎黄，小腹空痛，头晕眼花，心悸失眠	舌淡红	脉细弱	补血养营益气调经（人参养荣汤）
血寒证	虚寒证	经期错后，量少，色淡质稀，小腹隐痛，喜热喜按	面色㿠白，腰酸无力，小便清长，大便稀溏	舌淡，苔白	脉沉迟无力	温经扶阳养血调经（温经汤《金匮要略》）
	实寒证	经期错后，量少，经色紫暗有块	小腹冷痛拒按，得热痛减，畏寒肢冷	舌暗，苔白	脉沉紧或沉迟	温经散寒活血调经（温经汤《妇人良方》）

（续表）

证型	妇科症候	全身症候	舌苔	脉象	治法
气滞证	经期错后，量少，色暗红或有血块	小腹胀痛，精神抑郁，胸闷不舒	舌象正常，苔薄白或微黄	脉弦或脉弦数	理气行滞活血调经（乌药汤）
痰湿证	经期错后，量少，色淡，质黏，带下量多	形体肥胖，头晕，胸闷呕恶	苔白腻	脉滑	燥湿化痰活血调经（芎归二陈汤）

月经先期

月经周期提前 7~10 天，经期正常，连续 2 个月周期以上者称为"月经先期"。如果月经先期伴月经过多，有可能发展为崩漏。崩漏相当于西医学排卵型功能失调性子宫出血病的黄体不健和盆腔炎症所致的子宫出血。

✳ 辨证论治

① 辨证要点：本病主要是由于冲任不固，经血失约而致。常见证型有气虚证和血热证。

② 证治分类

气虚证

证型	妇科症候	全身症候	舌苔	脉象	治法
脾气虚证	月经提前或量多，色淡	神疲肢倦，气短懒言，语声低微，纳少便溏	舌淡胖、边有齿痕，苔薄白	脉缓弱	补脾益气固冲调经（补中益气汤）
肾气虚证	经期提前，量少，色淡暗，质清稀	精神不振，夜尿频，腰酸腿软，头晕耳鸣，小便频数	舌淡暗，苔薄白	脉沉细	补肾益气固冲调经（固阴煎）

血热证

证型	妇科症候	全身症候	舌苔	脉象	治法
阴虚血热	经期提前，量少，色红质稠	颧赤唇红，手足心热，潮热盗汗	舌质红，苔少	脉细数	养阴清热凉血调经（两地汤）
阳盛血热	经期提前，量多，色紫红，质稠，流出有热感	面色红、唇赤，心胸烦闷，小溲短黄，大便干结	舌质红，苔黄	脉数或滑数	清热降火凉血调经（清经散）
肝郁化热	经期提前，量多或少，色紫红，质稠有块	烦躁易怒，或乳房、胸胁、少腹胀闷不舒	舌质红，苔薄黄	脉弦数	清肝解郁凉血调经（丹栀逍遥散）

闭 经

女子年逾 16 周岁，月经尚未来潮，或月经来潮后又中断 6 个月以上者，称为闭经。西医的闭经、多囊卵巢综合征引起的闭经可参照本病辨证治疗。

本病发病机制有虚、实两个方面。虚者多因精血不足，冲任不充，血海空虚，无血可下；实者多为邪气阻滞，冲任受阻，脉道不通，经血不得下行。

＊ 辨证论治

① 辨证要点：本病应根据发病原因、妇科症候、全身症状，并结合月经史及胎产史等以辨明虚实。月经逐渐稀发至闭经，伴有腰膝酸软、头昏眼花者多属虚证；骤然停经、胸胁胀满、小腹疼痛者多属实证。

② 证治分类

证型		妇科症候	全身症候	舌苔	脉象	治法
肾虚证	肾气虚证	月经初潮来迟，或月经后期量少，渐至闭经	头晕耳鸣，腰酸腿软，小便频数，性欲淡漠	舌淡红，苔薄白	脉沉细	补肾益气养血调经（大补元煎加丹参、牛膝）
	肾阴虚证	月经初潮来迟，或月经后期量少，渐至闭经	头晕耳鸣，腰膝酸软，或足跟痛，手足心热，颧红唇赤	舌红，苔少或无苔	脉细数	滋肾益阴养血调经（左归丸）
	肾阳虚证	月经初潮来迟，或月经后期量少，渐至闭经	面色晦暗，头晕耳鸣，腰痛，畏寒肢冷，大便溏薄，小便清长	舌淡，苔白	脉沉弱	温肾助阳养血调经（十补丸）
脾虚证		月经停闭数月	食欲不振，脘腹胀闷，大便溏薄，肢倦神疲，面色淡黄	舌淡胖有齿痕，苔白腻	脉缓弱	健脾益气养血调经（参苓白术散加当归、牛膝）
血虚证		月经停闭数月	皮肤不润，面色萎黄，头晕目花，心悸怔忡，少寐多梦	舌淡，苔少	脉细	补血养血活血调经（小营煎加鸡内金、鸡血藤）
气滞血瘀		月经停闭数月，小腹胀痛拒按	嗳气叹息，精神抑郁，烦躁易怒，胸胁胀满	舌紫暗或有瘀斑	脉沉弦或涩而有力	行气活血祛瘀通络（膈下逐瘀汤）
寒凝血瘀		月经停闭数月，小腹冷痛拒按，得热则痛缓	形寒肢冷，面色青白	舌紫暗，苔白	脉沉紧	温经散寒活血调经（温经汤《妇人良方》）
痰湿阻滞		月经停闭数月，带下量多，色白质稠	形体肥胖，面目浮肿，头晕目眩，胸脘闷满	舌淡胖，苔白腻	脉滑	豁痰除湿活血通经（丹溪治湿痰方）

痛 经

在经期或经行前后，出现周期性小腹疼痛，或痛引腰骶，甚至剧痛晕厥，称为痛经。

本病的发生与冲任、胞宫的周期性生理变化密切相关。常由肾气亏损、气血虚弱、气滞血瘀、寒凝血瘀、湿热蕴结所致。治疗原则，以调理冲任气血为主。分为两步：痛时调血止痛以治标，平时辨证求因以治本。

* 辨证论治

① 辨证要点：须根据痛经发生的时间、部位、疼痛的性质及程度，结合月经情况、全身症候等，辨别虚实、寒热，在气、在血。

② 证治分类

证型	妇科症候	全身症候	舌苔	脉象	治法
肾气亏损	经期或经后小腹隐隐作痛，月经量少，经色暗淡，量少质稀	面色晦暗，头晕耳鸣，腰酸腿软	舌质淡红，苔薄	脉沉细	补肾填精养血止痛（调肝汤）
气血虚弱	经期或经后小腹隐隐作痛，喜按或小腹及阴部空坠不适；月经量少，色淡，质清稀	面色苍白，头晕心悸，神疲乏力，头晕心悸	舌淡，苔薄	脉细弱	补气养血和中止痛（黄芪建中汤加当归、党参）
气滞血瘀	经前或经期小腹胀痛拒按，经血量少不畅，色紫暗有块，块下痛暂减，乳房胀痛	胸闷不舒	舌紫暗或有瘀点	脉弦涩	行气活血祛瘀止痛（膈下逐瘀汤）
寒凝血瘀	经前或经期小腹冷痛拒按，得热则痛减，经血量少，色暗有块	面色青白，畏寒肢冷	舌紫暗或有瘀点，苔白	脉沉紧	温经散寒祛瘀止痛（温经汤《妇人良方》）

（续表）

证型	妇科症候	全身症候	舌苔	脉象	治法
湿热蕴结	经前或经期小腹灼痛拒按，经量多或经期长，色紫红，有血块，带下量多，黄稠臭秽	低热，小便黄赤	舌红，苔黄腻	脉滑数或濡数	清热除湿化瘀止痛（清热调血汤）

 # 经行头痛

每值经期或经行前后，出现以头痛为主的病证，称为经行头痛。育龄期妇女多见。西医学经前期紧张综合征也可以按照本病进行论治。

本病的主要发病机制是气血、阴精不足，经行之后，气血阴精更亏，清窍失养。治疗以调和气血为主。

＊ 辨证论治

① 辨证要点：以疼痛时间、性质辨别虚实，根据疼痛部位辨别所属脏腑经络。通常，实者多痛于经前或经期，多为刺痛或胀痛；虚者多痛于经后或将净时，多为头晕隐痛。

② 证治分类

证型	妇科症候	全身症候	舌苔	脉象	治法
气血虚弱	经期或经后头痛，月经量少，色淡质稀	面色苍白，心悸气短，神疲体倦	舌淡苔薄	脉细弱	益气养血活络止痛（八珍汤加蔓荆子、鸡血藤）
阴虚阳亢	经期或经后头痛，经量少、色鲜红	头晕目眩，口苦咽干，烦躁易怒，腰酸腿软，手足心热	舌红苔少	脉细数	滋阴潜阳疏风止痛（杞菊地黄丸加钩藤、石决明）

（续表）

证型	妇科症候	全身症候	舌苔	脉象	治法
瘀血阻滞	经前或经期头痛如锥刺，经色紫暗有块	小腹疼痛拒按，胸闷不舒	舌紫暗，边尖有瘀点	脉细涩或弦涩	活血化瘀通窍止痛（通窍活血汤）
痰湿中阻	经前或经期头痛，月经量少色淡，平时带多稠黏	头晕目眩，形体肥胖	舌淡胖，苔白腻	脉滑	燥湿化痰通络止痛（半夏白术天麻汤加葛根、丹参）

经行乳房胀痛

　　每值经前或经期乳房作胀，甚则胀满疼痛，或乳头痒痛者，称经行乳房胀痛。本病属西医学经前期紧张综合征范畴，多见于青壮年妇女。乳痛症（乳腺结构不良症中的常见轻型病变）也可按本病论治。一般预后良好。

　　本病多由肝经郁热和痰火上扰所致。以乳房胀痛随月经周期性发作为辨证要点。

＊ 辨证论治

　　① 辨证要点：本病主要辨其气滞或痰凝，治疗以行气豁痰、疏通乳络为主。

　　② 证治分类

证型	妇科症候	全身症候	舌苔	脉象	治法
肝郁气滞	经前乳房胀痛或乳头痒痛，经行小腹胀痛	胸胁胀满，烦躁易怒	舌红苔薄	脉弦	疏肝理气通络止痛（柴胡疏肝散酌加王不留行、川楝子）
胃虚痰滞	经前或经期乳房胀痛或乳头痒痛，平时带下量多、色白质黏，月经量少、色淡	胸闷痰多，食少纳呆	舌淡胖，苔白腻	脉缓滑	健胃祛痰活血止痛（四物合二陈汤去甘草）

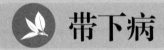 带下病

带下的量明显增多或减少，色、质、气味发生异常，或伴全身、局部症状者，称为带下病。包括带下过多、带下过少。

——— 带下量多 ———

带下的量明显增多，色、质、气味发生异常，还有可能会出现全身、局部症状，称为带下过多。相当于西医学的阴道炎、子宫颈炎、盆腔炎、妇科肿瘤等疾病引起的带下增多。主要由脾阳虚、肾阳虚、阴虚夹湿、湿热下注、湿毒蕴结所致。治疗以健脾升阳除湿为主,辅以疏肝固肾,佐以清热除湿、清热解毒、散寒除湿等法。

* 辨证论治

① 辨证要点：主要是根据带下量、色、质、气味，其次根据伴随症状等辨其寒热虚实。

② 证治分类

证型	妇科症候	全身症候	舌苔	脉象	治法
脾阳虚证	带下量多，色白或淡黄，质稀薄，无臭气，绵绵不断	面色苍白，神疲倦怠，四肢不温，纳少便溏，足肿	舌质淡，苔白腻	脉缓弱	健脾益气升阳除湿（完带汤）
肾阳虚证	带下量多，色白清冷，稀薄如水，淋漓不断	面色晦暗，精神不振，头晕耳鸣，腰痛，夜尿频，小便清长，大便溏薄	舌淡润，苔薄白	脉沉细而迟	温肾助阳涩精止带（内补丸）
阴虚夹湿	带下量不甚多，色黄或赤白相兼，质稠或有臭气，阴部干涩不适，或有灼热感	颧赤唇红，腰膝酸软，头晕耳鸣，失眠多梦	舌红，苔少或黄腻	脉细数	滋阴益肾清热祛湿（知柏地黄丸加芡实、金樱子）

（续表）

证型	妇科症候	全身症候	舌苔	脉象	治法
湿热下注	带下量多，色黄，黏稠，有臭气，或伴阴部瘙痒	胸闷心烦，口苦咽干，小便短赤	舌红，苔黄腻	脉濡数	清热利湿止带（止带方）
湿毒蕴结	带下量多，黄绿如脓，或赤白相兼，或五色杂下，状如米泔，臭秽难闻	小腹胀痛，腰骶酸痛，口苦咽干，小便短赤	舌质红，苔黄腻	脉滑数	清热解毒除湿（五味消毒饮加土茯苓、薏苡仁）

——— 带下过少 ———

带下量少，甚至全无，阴道干涩，伴有全身、局部症状者，称为白带过少。本病病因病机主要是由于阴精不足，不能润泽阴户。治疗重在补肾填精，佐以化瘀养血。

* 辨证论治

① 辨证要点：主要是辨其虚实。虚者伴头晕耳鸣，腰膝酸软，手足心热；实者常有小腹疼痛拒按，心烦易怒，胸胁、乳房胀痛。

② 证治分类

证型	妇科症候	全身症候	舌苔	脉象	治法
肾阴亏损	带下量少，阴道干涩	头晕耳鸣，腰膝酸软，烘热汗出，口燥咽干	舌红苔少	脉细数	补肾益阴养血润燥（固阴煎酌加麦冬、覆盆子、枸杞子、生牡蛎、生龟甲）
血瘀津亏	带下量少，阴道干涩	小腹疼痛拒按，精神抑郁，烦躁易怒，胸胁、乳房胀痛	舌质紫暗，或舌边有瘀斑	脉弦涩	活血化瘀滋阴生津（膈下逐瘀汤酌加麦冬、覆盆子、枸杞子、生牡蛎）

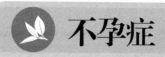

不孕症

女子婚后夫妇正常性生活 2 年以上，配偶生殖功能正常，未避孕而未受孕者，或曾经孕育过，未避孕又 2 年以上未再受孕者，称为不孕症。不孕多由肾虚、肝郁、痰湿、血瘀导致。主要病机与肾气亏虚、冲任气血失调有关。

✳ 辨证论治

① 辨证要点：重在审脏腑、冲任、胞宫之病位，辨气血、寒热、虚实之变化。治疗重点是温养肾气、调理气血，经调则病除。

② 证治分类

证型		妇科症候	全身症候	舌苔	脉象	治法
肾虚证	肾气虚	月经不调，经量或多或少	头晕耳鸣，腰酸腿软，神疲乏力	舌淡，苔薄	脉沉细	补肾益气填精益髓（毓麟珠）
	肾阳虚	月经后期，量少色淡，甚则闭经，平时白带量多，性欲冷淡，腹冷	面色晦暗，腰痛如折，夜尿频多，腹冷肢寒	舌淡，苔白滑	脉沉细而迟或沉迟无力	温肾助阳化湿固精（温胞饮）
	肾阴虚	月经错后，量少色淡	头晕耳鸣，腰酸腿软，眼花心悸	舌红，苔少	脉细或细数	滋肾养血调补冲任（养精种玉汤）
肝郁证		月经愆期，量多少不定，经前乳房胀痛	胸胁不舒，精神抑郁，烦躁易怒	舌红，苔薄	脉弦	疏肝解郁理血调经（百灵调肝汤）
痰湿证		经行延后或闭经，带下量多白黏	肥胖，面色苍白，头晕心悸	舌淡胖，苔白腻	脉滑	燥湿化痰理气调经（启宫丸）
血瘀证		月经后期，量少或多，色紫黑有血块	小腹疼痛拒按，经前痛甚	舌紫暗有瘀点	脉弦涩	活血化瘀温经通络（少腹逐瘀汤）

中医儿科

🍃 感 冒

小儿感冒属外感性疾病，临床以发热、恶寒、头痛、鼻塞、流涕、咳嗽、喷嚏、全身酸痛为特征。由于小儿肺脏娇嫩，脾常不足，很容易出现夹痰、夹滞、夹惊的兼夹证。

感冒以感受风邪为主，以冬春多见，在季节变换、气候骤变时发病率高。发病诱因有气候变化、寒温交替、调护失宜等。当小儿正气不足，抵抗力低下时，外邪乘虚而入，即发生感冒。可发生于任何年龄的小儿。

＊ 辨证论治

① 辨证要点：小儿感冒的辨证，重在辨风寒、风热、暑湿、表里、虚实。根据发病季节和流行特点，冬春两季多为风寒、风热及时行感冒；夏季多为暑邪感冒，发病呈流行性者为时行感冒。应根据辨证对症施治。

② 分证论治

主证

证型	望	闻	问	切	治
风寒感冒	鼻塞流涕，舌淡红，苔薄白，指纹浮红	喷嚏，咳嗽	恶寒发热，无汗，头痛	脉浮紧	辛温解表（荆防败毒散。头痛加葛根、白芷；恶寒无汗加桂枝、麻黄；咳重加白前、紫菀；痰多加半夏、陈皮）
风热感冒	鼻塞流脓涕，舌质红，苔薄黄，指纹浮紫，咽红或肿	喷嚏，咳嗽	发热重，有汗或无汗，恶风，头痛，痰黄黏	脉浮数	辛凉解表（银翘散加减）
暑邪感冒	鼻塞，身重困倦，舌质红，苔黄腻，指纹紫滞	咳嗽不剧	发热无汗，头痛，胸闷泛恶，食欲不振	脉滑数	清暑解表（新加香薷饮加减）

（续表）

证型	望	闻	问	切	治
时行感冒	目赤咽红，舌质红，苔黄，指纹紫	—	起病急骤，高热嗜睡，恶寒，无汗，心烦，头痛，肌肉酸痛	脉数	疏风清热（银翘散合普济消毒饮加减）

兼证

证型	望	闻	问	切	治
风寒夹痰	痰白清稀，舌淡白，苔薄黄，指纹浮红	咳嗽较剧，痰多，喉间痰鸣	恶寒无汗，或有发热，头痛	脉浮紧而滑	疏风解表基础上加用三拗汤、二陈汤
风热夹痰	痰稠色白或黄，舌红，苔薄黄，指纹浮紫	咳嗽较剧，痰多，喉间痰鸣	发热、恶风，汗微出，口渴	脉浮数而滑	疏风解表基础上佐用桑菊饮加减
夹滞	小便短黄，指纹紫滞，舌苔厚腻	口气秽浊，大便酸臭	脘腹胀满，不思饮食，呕吐酸腐	脉滑	疏风解表基础上佐用保和丸加减
夹惊	舌尖红，指纹青滞	惊惕啼叫，哭闹不安	睡卧不宁，夜间磨牙	脉浮弦	疏风解表基础上加用镇惊丸加减

✳ 其他疗法

① 中药成药：午时茶颗粒（风寒感冒夹滞）、小儿豉翘清热颗粒（风热感冒、感冒夹滞）、清热化滞颗粒（风热感冒夹滞）、小儿感冒颗粒（风热感冒）。

② 针法：取大椎、曲池、外关、合谷。头痛加太阳，咽喉痛加少商。用于风热感冒。

③ 灸法：取大椎、风门、肺俞。艾炷灸，用于风寒感冒。

✳ 预防与调护

① 预防：经常带孩子进行户外活动，呼吸新鲜空气，多晒太阳，加强锻炼；注意随气候变化增减衣服；避免让孩子和感冒患者接触。

② 调护：居室保持空气流通，饮食清淡，注意病情变化。

咳 嗽

　　小儿咳嗽的病因可分为外因和内因。外因多为感受外邪，以风邪为主，内因多为内伤七情、劳倦及饮食失调等致肺脾虚弱，脾虚生痰，上贮于肺，或外感咳嗽日久入内后，导致气机紊乱，肺气上逆。小儿因肺脏娇嫩，卫所不固，容易被外邪所侵，所以外感咳嗽多见。

＊ 辨证论治

　　① 辨证要点：外感咳嗽以疏散外邪、宣通肺气为主；内伤咳嗽多为实证，以祛邪利肺为主。

　　② 分证论治

外感咳嗽

证型	望	闻	问	切	治
风寒袭肺	痰白清稀，鼻塞流涕，舌质淡红，苔薄白，指纹浮红	咳嗽频作，咽痒声重	发热头痛，全身酸痛，恶寒少汗	脉浮紧	散寒宣肺（金沸草散加减）
风热犯肺	痰黄黏稠，不易咳出，鼻流浊涕，舌红苔薄黄，指纹紫	咳嗽不爽	口渴咽痛，发热恶风，头痛，汗微出	脉浮数	疏风肃肺（桑菊饮加减）

内伤咳嗽

证型	望	闻	问	切	治
痰热壅肺	痰黄，稠黏难咳，舌红，苔黄腻，指纹紫滞	咳吐不爽，喉间痰鸣	发热口渴，烦躁不宁，尿少色黄	脉滑数	清肺化痰（小儿清宁颗粒、小儿宣肺止咳颗粒）
痰湿蕴肺	痰多，色白而稀，神乏困倦，舌淡红，苔白腻，指纹沉滞	咳嗽重浊，喉间痰声辘辘	胸闷，食欲不振	脉滑	化痰燥湿（三拗汤合二陈汤加减）

（续表）

证型	望	闻	问	切	治
肺脾气虚	痰白清稀，舌淡嫩，舌边有齿痕，指纹淡红	咳嗽无力，气短懒言，语声低微	喜温畏寒，食少纳呆	脉细无力	健脾补肺益气化湿（六君子汤加味、玉屏风口服液）
阴虚肺热	干咳无痰或痰少而黏或痰中带血，舌红苔少	喉痒声嘶	口渴咽干，手足心热，午后潮热	脉细数	滋阴润肺兼清余热（沙参麦冬汤加减、养阴清肺口服液）

✳ 其他疗法

推拿：开天门，推坎宫，推揉太阳穴，揉板门，逆运内八卦，清肺经，清天河水。

✳ 预防与调护

① 预防：加强锻炼，增强抗病能力；注意气候变化，防止受凉，特别是秋冬季节，要注意胸、背、腹部保暖，以防外感邪气。

② 调护：注意休息，经常变换体位，有助于排出痰液。饮食宜清淡。

泄泻

小儿泄泻表现为大便次数增多，每日超过3~5次，多者达10次以上，呈淡黄色，如蛋花汤样，或黄绿稀溏，或色褐而臭，可有少量黏液。或伴有恶心、呕吐、腹痛、发热、口渴等症。本病以2岁以下小儿最为多见，以夏秋季节发病率为高。

小儿泄泻发生的原因，有内因也有外因，外因多以湿热为主，内因多为脾胃虚弱。

✳ 辨证论治

① 辨证要点：常证重在辨寒、热、虚、实；变证重在辨阴、阳。治疗以运脾化湿为基本法则。实证以祛邪为主，根据不同的证型分别消食导滞、祛风散寒、清热利湿；虚证以扶正为主，分别健脾益气、补脾温肾。

② 分证论治

常证

证型	望	闻	问	切	治
湿热泻	舌红苔黄腻，指纹紫	大便气味秽臭	大便水样，或如蛋花汤样，泻下急迫，量多次频，腹痛时作，食欲不振	脉滑数	清热利湿（葛根黄芩黄连汤加减、小儿肠胃康颗粒）
风寒泻	舌淡苔薄白，指纹淡红	大便臭气不甚	大便清稀，夹有很多泡沫，肠鸣腹痛，或伴恶寒发热、鼻流清涕	脉浮紧	疏风散寒化湿和中（藿香正气散加减、藿香正气口服液）
伤食泻	苔白厚腻或微黄，指纹滞	大便气味酸臭	大便稀溏，夹有乳凝块或食物残渣，脘腹胀满	脉滑实	消食导滞（保和丸加减）
脾虚泻	面色萎黄，形体消瘦，神疲倦怠，舌淡苔白，指纹淡	大便不臭	大便稀溏，色淡，多于食后作泻，时轻时重	脉缓弱	健脾益气助运止泻（参苓白术散加减）
脾肾阳虚泻	面色㿠白，精神萎靡，舌淡苔白，指纹色淡	一	久泻不止，大便清稀，完谷不化，形寒肢冷	脉细弱	补脾温肾固涩止泻（附子理中汤合四神丸加减）

变证

证型	望	闻	问	切	治
气阴两伤	精神萎靡或心烦不安，眼窝凹陷，皮肤干燥，唇红而干，舌红少津，苔少或无	啼哭泪少	泻下无度，质稀如水，小便少或无，口渴欲饮	脉细数	益气养阴酸甘敛阴（人参乌梅汤加减）
阴竭阳脱	精神萎靡，表情淡漠，面色青灰或苍白，舌淡无津	哭声细微或啼哭无泪	泻下不止，次频量多，尿少或无	脉沉细欲绝	挽阴回阳救逆固脱（生脉散合参附龙牡救逆汤加减）

＊ 其他疗法

① 药物外治：鬼针草 30 克，加水适量，煎沸后倒入盆内，先熏后浸泡双足，每日 3~5 次，连用 3~5 日。用于小儿各种泄泻。

② 针灸疗法：取足三里穴、中脘穴、神阙穴，隔姜灸或艾条温和灸，每日 1~2 次。用于脾虚泻、脾肾阳虚泻。

③ 推拿疗法：清补脾土、推大肠、清小肠、退六腑、揉小天心。用于湿热泻。

＊ 预防与调护

① 预防：注意饮食卫生，食物应新鲜、清洁，不要暴饮暴食；引导幼儿饭前、便后要洗手；餐具要卫生。

② 调护：适当控制幼儿饮食，减轻胃肠负担，吐泻严重及伤食泄泻的患儿可暂时禁食，随着病情好转，逐渐增加饮食量。忌食油腻、生冷及不易消化的食物。

食 积

食积又称积滞，是因小儿内伤乳食，停聚中焦，积而不化，气滞不行所形成的一种胃肠疾病，常在感冒、泄泻中合并出现。脾胃虚弱、先天不足的婴幼儿容易反复发病。本病夏秋季节发病率较高，小儿各年龄皆可发病，但以婴幼儿多见。

本病的病因主要是乳食内积，损伤脾胃。食积的病机为乳食不化，停积胃肠，脾运失常，气滞不行。临床以不思乳食、腹胀嗳腐、大便酸臭或便秘为特征。食积与西医学上的消化不良相近。

＊ 辨证论治

① 辨证要点：辨虚实兼夹，以消食化积、理气行滞为主要治疗原则。

② 分证论治

证型	望	闻	问	切	治
乳食内积	舌淡红，苔白垢腻，指纹紫滞	哭闹不宁，大便酸臭	乳食不思，食欲不振或拒食，脘腹胀满，疼痛拒按	脉弦滑	消乳化积导滞（消乳丸加减、化积口服液）
食积化热	舌红，苔黄腻，指纹紫	大便秽臭	不思乳食，口干，脘腹胀满，腹部灼热	脉滑数	化积清热导滞（保和丸加减）
脾虚夹积	神倦乏力，面色萎黄，形体消瘦，舌淡，苔白腻，指纹淡滞	—	夜寐不安，不思乳食，食则饱胀，大便溏，夹有乳食	脉沉细而滑	健脾助运消补兼施（健脾丸加减）

✳ 其他疗法

① 药物外治：酒糟 100 克，入锅内炒热，分 2 次装袋，交替放腹部热熨，每日 1 次，每次 2~3 小时。用于脾虚夹积者。一定要注意药包温度，小儿皮肤娇嫩，避免烫伤。

② 推拿疗法

a.清胃经，揉板门，运内八卦，摩中脘，推四横纹，按揉中脘、足三里，推下七节骨，分腹阴阳。用于乳食内积证。

b.以上取穴，加清天河水、清大肠，用于食积化热证。

c.补脾经，运内八卦，摩中脘，清大肠，揉按三足里。用于脾虚夹积证。

✳ 预防与调护

① 预防：调节饮食，合理喂养。乳食应定时定量，易于消化，忌暴饮暴食、过食肥甘油腻之食、生冷瓜果，忌偏食零食及随意滋补。

根据婴儿生长发育需要，按照月龄添加辅食的品种与数量，以增进小儿脾胃功能。

② 调护：应暂时控制饮食，给予药物调理。呕吐者可暂停饮食。积滞消除后逐渐恢复正常饮食。

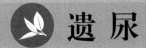 遗 尿

若小儿年龄超过 3 岁，特别是 5 岁以上，睡中还经常遗尿，则为病态，称遗尿症。男孩发病率高于女孩。该病多由于肺、脾、肾三脏功能不调，导致心肾不交、肝经湿热下注，尤其以肾气不固、下元虚寒所致的遗尿最为多见。

＊ 辨证论治

① 辨证要点：辨清寒热虚实。

② 治疗原则：虚证以温肾固涩、健脾补肺为主，实证以泻肝清热利湿为主。

③ 证治分类

证型	望	闻	问	切	治
下元虚寒	面色青白，舌淡，苔白滑	—	遗尿，多则一夜数次，尿量多，尿清而长；畏寒肢冷	脉沉无力	温肾固涩（菟丝子散加减）
脾肺气虚	神倦乏力，面色少华，舌淡红，苔薄白	—	夜间遗尿，白天尿频量多，小便清长，大便溏薄，经常感冒	脉弱无力	益气健脾培元固涩（补中益气汤合缩泉丸加减）
心肾失交	形体较瘦，舌红，苔少	—	梦中遗尿，经常烦躁叫嚷，白天多动少静，五心烦热	脉沉细数	滋阴降火交通心肾（交泰丸合导赤丸加减）
肝经湿热	目睛红赤，舌质红，苔黄腻	—	睡中遗尿，尿黄量少，尿味臊臭，大便干结	脉滑数	泻肝清热利湿（龙胆泻肝汤加减）

＊ 其他疗法

捏脊疗法：从长强沿督脉两侧由下向上捏到大椎穴处为 1 遍，捏 12 遍，重点捏膀胱俞、肾俞。

＊ 预防与调护

① 预防：培养幼儿睡前排尿的习惯。白天玩耍时不要使其兴奋过度，睡前别喝太多水。

② 调护：尿湿后及时更换，不能打骂、责罚，鼓励患儿消除怕羞和紧张情绪。

针灸
化病于无形

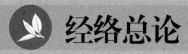

经络总论

＊ 经络的组成和作用

经络系统由十二经脉、奇经八脉、十五络脉和十二经别、十二经筋、十二皮部及许多孙络、浮络等组成。

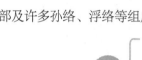

经
├─ 十二经脉
│　意义：十二脏腑所属的经脉，又称正经
│　作用：运行气血的主要干道
│　特点：分手足三阴三阳四组，与脏腑连属，表里相配，循环自肺经开始至肝经止，周而复始循环不息，各经均有专定的腧穴
│
├─ 奇经八脉
│　意义：不直接连属脏腑，无表里相配，故称奇经
│　作用：加强经脉之间的联系，以调节十二经气血
│　特点：任督两脉随十二经组成循环的通路，并有专定的腧穴，其他六脉不随十二经循环，腧穴都依附于十二经脉
│
├─ 十二经别
│　意义：正经旁出的支脉
│　作用：加强表里经脉深部的联系，以补正经在体内外循环的不足
│　特点：循环路线走向均由四肢别出走入深部（胸、腹）复出浅部（头、颈）
│
├─ 十二经筋
│　意义：十二经脉所属的筋肉体系
│　作用：联结肢体骨肉，维络周身，主司关节运动
│　特点：循环走向自四肢末梢走向躯干，终于头身，不入脏腑，多结聚于四肢关节和肌肉丰富之处
│
└─ 十二皮部
　　意义：十二经脉所属的皮肤体系
　　作用：加强十二经脉与体表的联系，是十二经脉在体表一定皮肤部位的反应区
　　特点：分区基本上和十二经脉在体表的循行部位一致

络
└─ 十五络脉
　　意义：本经别走邻经而分出的支络部
　　作用：加强表里阴阳两经的联系与调节
　　特点：十二经脉和任督两脉各有一个别络加上脾之大络，共为十五别络

十二经脉

十二经脉即手三阴（肺、心包、心）、手三阳（大肠、三焦、小肠）、足三阳（胃、胆、膀胱）、足三阴（脾、肝、肾）经的总称。由于它们隶属于十二脏腑，为经络系统的主体，故又称为"正经"。

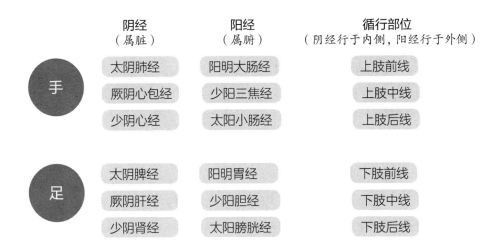

十二经脉通过支脉和经络脉的沟通衔接，形成六组"络属"关系。即在阴阳经之间形成六组"表里关系"。阴经属脏络腑，阳经属腑络脏。

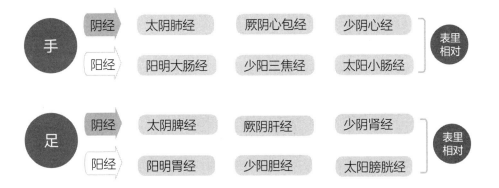

奇经八脉

奇经八脉是任脉、督脉、冲脉、带脉、阴维脉、阳维脉、阴跷脉、阳跷脉的总称。它们既不直属脏腑，又无表里配合，故称"奇经"。主要是对十二经脉的气血运行起溢蓄、调节作用。

任脉：为诸阴经交会之脉，故称"阴脉之海"，有调节全身阴经经气的作用。

督脉：称"阳脉之海"，诸阳经均与其交会，有调节全身阳经经气的作用。

冲脉：为"十二经之海"，十二经脉均与其交会，有涵蓄十二经气血的作用。

带脉：约束诸经。

阴维脉、阳维脉：分别调节六阴经和六阳经的经气，以维持阴阳协调和平衡。

阴跷脉、阳跷脉：共同调节肢体运动和眼睑的开合。

＊ 经络的生理功能和临床应用

生理功能

（1）**沟通内外，联系脏腑**　经络能沟通表里、联络上下，将人体各部的组织器官联结成一个有机的整体。

（2）**运行气血，营养周身**　由于经络能输布营养到周身，因而保证了全身各器官正常的功能活动。所以经络的运行气血，是保证全身各组织器官的营养供给，为各组织器官的功能活动提供了必要的物质基础。

（3）**抗御外邪，保卫机体**　经络能行气血、营阴阳，使卫气密布于皮肤之中，加强皮部的卫外作用，故六淫之邪不易侵袭。

临床应用

（1）**帮助诊断**　脏腑经络有病可在一定部位反映出来，因此可以根据疾病在各经脉所经过部位的表现，作为诊断依据。如头痛病，可根据经脉在头部的循行分布规律加以辨别，如前额痛多与阳明经有关、两侧痛与少阳经有关、枕部痛与太阳经有关。

此外，还可根据某些点上的明显异常反应如压痛、结节、条索状等，帮助诊断。临床上阑尾炎患者多在阑尾穴处有压痛即是例证。

（2）**指导治疗**　经络学对针灸、按摩、药物治疗等具有重要的指导意义。针灸、按摩治疗，是根据某经或某脏腑的病变，选取相关经脉上的腧穴进行治疗。例如，阳明头痛取阳明经腧穴，两胁痛取肝经腧穴。药物治疗时，也常根据其归经理论来选取药物。如柴胡入少阳经，少阳头痛时常选用它。

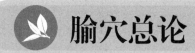

腧穴总论

＊ 腧穴的分类、命名及作用

腧穴的分类

人体的腧穴大体上可归纳为十四经穴、奇穴、阿是穴三类。

十四经穴是指具有固定的名称和位置，且归属于十二经和任脉、督脉的腧穴。这类腧穴具有主治本经和所属脏腑病证的共同作用。十四经穴共有 361 个，是腧穴的主要部分。

奇穴是指既有一定的名称，又有明确的位置，但尚未归入或不便归入十四经系统的腧穴。这类腧穴的主治范围比较单纯，多数对某些病证有特殊疗效。历代对奇穴记载不一。目前，国家技术监督局批准发布的《经穴部位》，对 48 个奇穴的部位确定了统一的定位标准。

阿是穴是指既无固定名称，亦无固定位置，而是以压痛点或其他反应点作为针灸施术部位的一类腧穴。又称"天应穴""不定穴""压痛点"等。阿是穴无一定数目。

腧穴的命名

① 根据所在部位命名：即根据腧穴所在的人体解剖部位而命名，如腕旁的腕骨、乳下的乳根、面部颧骨下的颧髎、第 7 颈椎棘突下的大椎等。

② 根据治疗作用命名：即根据腧穴对某种病证的特殊治疗作用命名，如治目疾的睛明、光明，治水肿的水分、水道，治面瘫的牵正。

③ 利用天体地貌命名：即根据自然界的天体名称如日、月、星、辰等和地貌名称如山、陵、丘、墟、溪、谷、沟、泽、池、泉、海、渎等，结合腧穴所在部位的形态或气血流注的状况而命名，如日月、上星、太乙、承山、大陵、商丘、丘墟、太溪、合谷、水沟、曲泽、涌泉、小海、四渎等。

④ 参照动植物命名：即根据动植物的名称，以形容腧穴所在部位的形象而命名，如伏兔、鱼际、犊鼻、鹤顶、攒竹、口禾髎等。

⑤ 借助建筑物命名：即根据建筑物来形容某些腧穴所在部位的形态或作用特

点而命名，如天井、印堂、巨阙、脑户、屋翳、膺窗、地仓、气户、梁门等。

⑥结合中医学理论命名：即根据腧穴部位或治疗作用，结合阴阳、脏腑、经络、气血等中医学理论命名，如阴陵泉、阳陵泉、心俞、三阴交、三阳络、百会、气海、血海、神堂、魄户等。

腧穴的作用

近治作用　所有腧穴均能治疗该穴所在部位及邻近组织、器官的局部病证。

远治作用　在十四经穴中，尤其是十二经脉在四肢肘膝关节以下的腧穴，不仅能治疗局部病证，还可治疗本经循行所及的远隔部位的组织器官脏腑的病证，有的甚至可影响全身功能。如"合谷穴"不仅可治上肢病，还可治颈部及头面部疾患，同时还可治疗外感发热病；"足三里"不但治疗下肢病，而且对调整消化系统功能，甚至人体防卫、免疫反应等方面都具有一定的作用。

特殊作用　某些腧穴具有双重性良性调整作用和相对特异性。如"天枢"可治泄泻，又可治便秘；"内关"在心动过速时可减慢心率，心动过缓时又可提高心率。特异性如大椎退热，至阴矫正胎位等。

* 腧穴的定位

体表标志定位法

（1）**固定标志**　指不受人体活动影响而固定不移的标志。如五官、毛发、指（趾）甲、乳头、肚脐及各种骨节突起和凹陷部。这些自然标志固定不移，有利于腧穴的定位，如两眉之间取"印堂"，两乳头之间取"膻中"等。

（2）**动作标志**　指必须采取相应的动作才能出现的标志。如张口于耳屏前方凹陷处取"听宫"；握拳于手掌横纹头取"后溪"等。

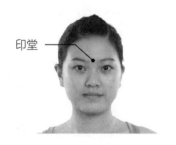
印堂

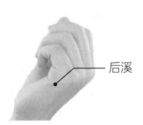
后溪

骨度折量定位法

《灵枢·骨度》中将人体的各个部位分别规定其折算长度，作为量取腧穴的标准。其标准见下表。

分部	部位起点	常用骨度	度量法	说明
头部	前发际至后发际	12寸	直寸	如前后发际不明，由眉心量至大椎穴作18寸。眉心至前发际3寸，大椎至后发际3寸
胸腹部	两乳头之间	8寸	横寸	
	胸剑联合至脐中	8寸	直寸	胸部与胁肋部取穴直寸，一般根据肋骨计算，每一肋两穴间作1寸6分
	脐中至耻骨联合上缘	5寸		
背腰部	大椎以下至尾骶	21椎	直寸	背部直寸根据脊椎定穴，肩胛骨下角相当于第7胸椎，髂嵴相当于第16椎（第4腰椎棘突）。背部横寸以两肩胛内缘作6寸
上肢部	腋前纹头至肘横纹	9寸	直寸	用于手三阴、手三阳经的骨度分寸
	肘横纹至腕横纹	12寸		
下肢部	耻骨联合上缘至股骨内上髁上缘	18寸	直寸	用于足三阴经的骨度分寸
	胫骨内侧髁下缘至内踝尖	13寸		
	股骨大转子至膝中	19寸		用于足三阳经的骨度分寸；"膝中"前面相当于犊鼻，后面相当于委中；臀横纹至膝中，作14寸折量
	膝中至外踝尖	16寸		

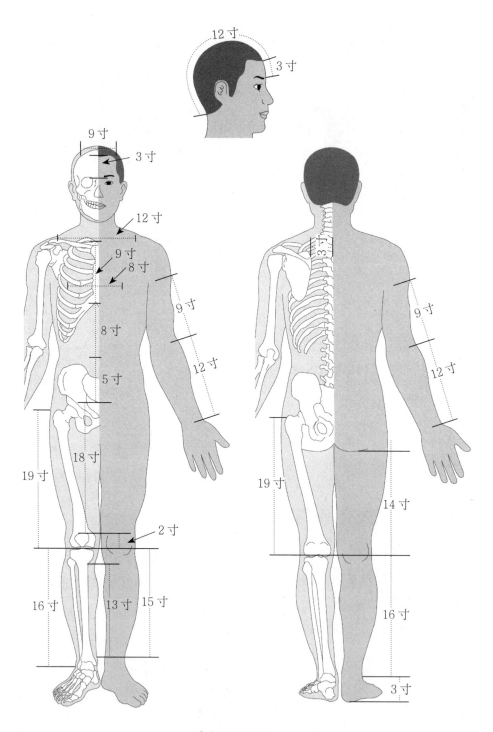

骨度折量定位法

指寸定位法

是以患者的手指为标准，进行测量定穴的方法。临床常用以下三种。

① 中指同身寸：以患者的中指中节屈曲时内侧两端横纹头之间作为 1 寸，可用于四肢部取穴的直寸和背部取穴的横寸。

② 拇指同身寸：以患者拇指指关节的横度作为 1 寸，适用于四肢部的直寸取穴。

③ 横指同身寸：又名"一夫法"，患者将食指、中指、无名指和小指并拢，以中指中节横纹处为准，四指宽为 3 寸。

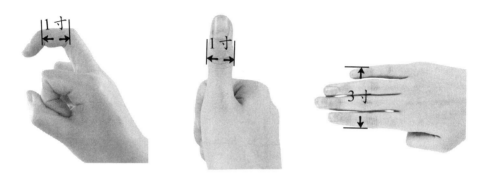

简便取穴法

如两耳尖直上取"百会"，两手虎口交叉取"列缺"，垂手中指端取"风市"等。

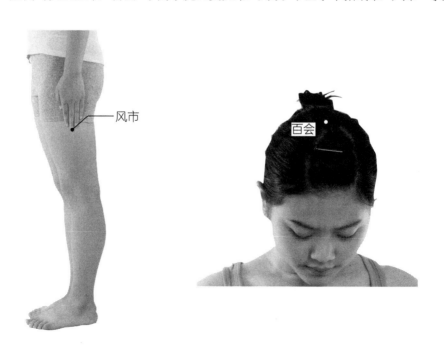

风市

百会

＊ 刺法和灸法

毫针刺法

刺前准备

① 选择针具：应根据病人的性别、年龄、肥瘦、体质、病情、病位及所取腧穴，选取长短、粗细适宜的针具。如男性，体壮、形肥且病位较深者，可选取稍粗稍长的毫针。女性，体弱、形瘦而病位较浅者，则应选用较短、较细的针具。

② 选择体位：常用的有仰靠坐位、俯伏坐位、仰卧位、侧卧位等。初诊、精神紧张或年老、体弱、病重患者，应取卧位，以避免发生晕针等意外事故。

③ 消毒：针具可用高压蒸汽消毒或 75％ 酒精浸泡 30 分钟消毒，一穴一针。腧穴部位可用 75％ 酒精棉球擦拭消毒。医者手指应先用肥皂水洗净，再用 75％ 酒精棉球擦拭。

刺法

（1）进针法 针刺时，一般用右手持针操作，称"刺手"，左手抓切按压所刺部位或辅助针身，称"押手"。具体方法有以下几种。

①指切进针法：用左手拇指或食指端切按在腧穴位置旁，右手持针，紧靠左手指甲面将针刺入。适用于短针进针。

②夹持进针法：用左手拇、食二指持捏消毒干棉球，夹住针身下端，将针尖固定在腧穴表面，右手捻动针柄，将针刺入腧穴。适用于长针进针。

③舒张进针法：用左手拇、食二指将所刺腧穴部位的皮肤向两侧撑开，使皮肤绷紧，右手持针，使针从左手拇、食二指的中间刺入。主要用于皮肤松弛部位的腧穴。

④提捏进针法：用左手拇、食二指将针刺部位的皮肤捏起，右手持针，从捏起的上端将针刺入。主要用于皮肉菲薄部位的进针，如印堂等。

（2）针刺的角度和深度 同一腧穴，由于针刺角度、方向、深度的不同，所产生的针感强弱、方向和疗效常有明显差异。

①角度：指进针时的针身与皮肤表面所形所的夹角。它是根据腧穴所在位置和医者针刺时所要达到的目的而定，一般有以下几种。

直刺：针身与皮肤表面呈 90° 垂直刺入。适用于大部分腧穴。

斜刺：针身与皮肤表面呈 45° 左右倾斜刺入。适用于肌肉较浅薄处或内有重要脏器或不宜于直刺、深刺的穴位。

平刺：针身与皮肤表面呈 15° 左右沿皮刺入。适用于皮薄肉少的部位，如头部腧穴。

②深度：指针身刺入人体内的深浅程度。每个腧穴的针刺深度，在腧穴各论中已有详述，另外还需要注意几点。

体质：身体瘦弱者浅刺，身强体肥者深刺。

年龄：年老体弱及小儿娇嫩之体宜浅刺；中青年身强体壮者宜深刺。

病情：阳证、新病者宜浅刺；阴证、久病者宜深刺。

部位：头面和胸背及皮薄肉少处宜浅刺，四肢、臀、腹及肌肉丰满处宜深刺。

针刺的角度和深度关系极为密切，一般来说，深刺多用直刺；浅刺多用斜刺或平刺。对天突、哑门、风府等穴及眼区、胸背和重要脏器如心、肝、肺等部位的腧穴，尤其要注意掌握好针刺角度和深度。

（3）**行针与得气** 行针，即将针刺入腧穴后，为了使之得气而施行的各种刺针手法。得气是指将针刺入腧穴后所产生的经气感应。得气时，医者会感到针下有徐和或沉紧的感觉，同时患者也会有相应的酸、麻、胀、重感，甚或沿着一定部位，向一定方向扩散传导的感觉。一般是得气迅速时，疗效较好；得气较慢时效果就差；若不得气，则可能无效。

◈ **不得气怎么办？**

不得气可能是因为取穴不准，或手法不当，或针刺角度有误，需及时调整。

若是不易得气时，可采用行针推气，或留针候气，或用温针，或加艾灸，以助经气来复。

若用上法而仍不得气者，多为脏腑经络之气虚衰已极。对此，当考虑配合或改用其他疗法。

基本手法

①提插法：是将针刺入腧穴一定深度后，使针在穴内进行上、下进退的操作方法。把针从浅层向下刺入深层为插；由深层向上退到浅层为提。

②捻转法：是将针刺入腧穴一定深度后，以右手拇指和中、食二指持住针柄，进行一前一后的来回旋转捻动的操作方法。

以上两种手法，既可单独应用，也可相互配合运用，可根据情况灵法运用。

（4）针刺补泻

①补法：泛指能鼓舞人体正气，使低下的功能恢复旺盛的方法。

② 泻法：泛指能疏泄病邪、使亢进的功能恢复正常的方法。

（5）留针与出针

① 留针：是指进针后，将针置穴内不动，以加强针感和针刺的持续作用。留针与否和留针时间的长短依病情而定。一般病证，只要针下得气，施术完毕后即可出针或酌留 10~20 分钟。但对一些慢性、顽固性、疼痛性、痉挛性病证，可适当增加留针时间，并在留针中间间歇行针，以增强疗效。留针还可起到候气的作用。

② 出针：出针时，以左手拇、食指按住针孔周围皮肤，右手持针轻微捻转并慢慢提至皮下，然后迅速拔出并用干棉球按压针孔防止出血，最后检查针数，防止遗漏。

异常情况的处理、注意事项

① 晕针

[原因] 患者精神紧张、体质虚弱、饥饿疲劳、大汗大泄大出血后，或体位不当，或医者手法过重而致脑部暂时缺血。

[症状] 患者突然出现精神疲倦、头晕目眩、面色苍白、恶心欲呕、多汗、心慌、四肢发冷、血压下降、脉象沉细或神志昏迷、仆倒在地、唇甲青紫、二便失禁、脉微细欲绝。

[处理] 先将针全部取出，使患者平卧，头部稍低，注意保暖。轻者在饮温开水或糖水后即可恢复正常；重者在上述处理的基础上，可指掐或针刺水沟（人中）、素髎、内关、足三里，灸百会、气海、关元等穴，必要时应配合其他急救措施。

② 滞针

[现象] 进针后，出现提插捻转及出针困难。

[原因] 患者精神紧张，针刺入后，局部肌肉强烈收缩，或因毫针刺入肌腱，行针时捻转角度过大或连续进行单向捻转而使肌纤维缠绕针身。

[处理] 嘱患者消除紧张状态，使局部肌肉放松。因单向捻转而致者，需反向捻转。如属肌肉一时性紧张，可延长留针一段时间，再行捻转出针。也可以按揉局部，或在附近部位加刺一针，转移患者注意力，随之将针取出。

③ 弯针

[现象] 针身弯曲，针柄改变了进针时刺入的方向和角度，提插捻转及出针均感困难，患者感觉疼痛。

[原因] 医者进针手法不熟练，用力过猛，或碰到坚硬组织；留针过程中患者改变体位；针柄受到外物的压迫和碰撞以及滞针未得到及时正确的处理。

[处理] 如系轻微弯曲，不能再行提插捻转，应慢慢将针退出；弯曲角度过大时，应顺着弯曲方向将针退出；如因患者改变体位而致，应嘱患者恢复原体位，使局部肌肉放松，再行退针，切忌强行拔针。

④ 断针

[现象] 针身折断，残端留在患者体内。

[原因] 针具质量欠佳，针身或针根有剥蚀损坏；针刺时针身全部刺入；行针时强力捻转提插，肌肉强烈收缩或患者改变体位；滞针和弯针未及时正确处理。

[处理] 嘱患者不要紧张，不要乱动，以防断端向肌肉深层陷入。如断端还在体外，可用手指或镊子取出；如断端与皮肤相平，可挤压针孔两旁，使断端暴露体外，用镊子取出；如针身完全陷入肌肉，应在 X 线下定位，外科手术取出。

⑤ 血肿

[现象] 出针后，局部呈青紫色或肿胀疼痛。

[原因] 针尖弯曲带钩使皮肉受损或针刺时误伤血管。

[处理] 微量出血或针孔局部小块青紫，是小血管受损引起的，一般不必处理，可自行消退。如局部青紫较重或活动不便者，在先行冷敷止血后再行热敷，或按揉局部，以促使局部瘀血消散。

针刺注意事项

① 过于饥饿、疲劳、精神高度紧张者，不宜针刺。体质虚弱者，刺激不宜过强，并尽可能采取卧位。

② 怀孕 3 个月以下者，下腹部禁针。3 个月以上者，上下腹部、腰骶部及一些能引起子宫收缩的腧穴如合谷、三阴交、昆仑、至阴等均不宜针刺。月经期间，如月经周期正常者，最好不予针刺。月经周期不正常者，为了调经可以针刺。

③ 小儿囟门未闭时，头顶部腧穴不宜针刺。此外，因小儿不能配合，故不宜留针。

④ 针刺时避开血管，防止出血；常有自发性出血或损伤后出血不止的患者不宜针刺。

⑤ 皮肤有感染、溃疡、瘢痕或肿瘤的部位不宜针刺。

⑥ 防止刺伤重要脏器。眼区腧穴、背部第 11 胸椎两侧、两胁及肾区腧穴，应注意避免深刺。头顶部及背部正中线第 1 腰椎以上的腧穴，如进针角度、深度不当，易误伤延髓和脊髓，引起严重后果。针刺这些穴位至一定深度如患者出现触电感向四肢或全身放散，应立即退针。

灸法

灸法是用以艾绒为主要材料制成的艾炷或艾条，点燃以后在体表的一定部位熏灼，给人体以温热性刺激以防治疾病的一种疗法。灸法可以弥补针刺之不足。

常用灸法

（1）艾炷灸　将纯净的艾绒放在平板上，用手指搓捏成圆锥形状，称为艾炷。每燃烧一个艾炷称为一壮。艾炷灸分为直接灸和间接灸两类。

①直接灸：即将艾炷直接放在皮肤上施灸。分为瘢痕灸和无瘢痕焦。

无瘢痕灸：将艾炷置于穴位上点燃，当艾炷燃到2/5左右，病人感到灼痛时，即更换艾炷再灸。一般灸3~5壮，使局部皮肤充血起红晕为度。

瘢痕灸：又称"化脓灸"，即施灸前用大蒜捣汁涂敷施灸部位后，放置艾炷施灸。每炷燃尽后继续加炷，一般灸5~10壮。因施灸时疼痛较剧，灸后产生化脓并留有瘢痕，所以灸前必须征得患者同意。施灸中可用手在周围轻轻拍打，以缓解灼痛。通常灸后1周左右，施术部位化脓，5~6周后灸疮自行痊愈，结痂脱落，留下瘢痕。

②间接灸：即不将艾炷直接放在皮肤上，而用药物隔开施灸。

隔姜灸：用鲜生姜切成厚度合适的薄片，中间以针刺数孔，置于施术处，上面再放艾炷灸之。

隔附子饼灸：用附子粉末和酒，做成小硬币大的附子饼，中间以针刺数孔，置于施术处，上面放艾炷灸之。

隔盐灸：用食盐填敷于脐部，上置大艾炷连续施灸，至症候改善为止。

（2）艾条灸　艾条灸分温和灸、雀啄灸两类。

①温和灸：将艾条的一端点燃，对准施灸处，保持一定距离进行熏烤，使患者局部有温热感而无灼痛。一般每处灸3~5分钟，至皮肤稍起红晕为度。

②雀啄灸：艾条燃着的一端，与施灸处不固定距离，而是像鸟雀啄食一样，上下移动或均匀地向左右方向移动或反复旋转施灸。

（3）温针灸　是针刺与艾灸结合使用的一种方法，适用于既需要留针又必须施灸的疾病。方法是，先针刺得气后，将毫针留在适当深度，再将艾绒捏在针柄上点燃，直到艾绒燃完为止。或在针柄上穿置一段长1~2厘米的艾条施灸，使热力通过针身传入体内，达到治疗目的。

灸法的作用

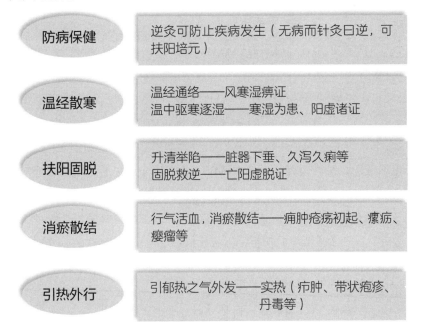

防病保健	逆灸可防止疾病发生（无病而针灸曰逆，可扶阳培元）
温经散寒	温经通络——风寒湿痹证 温中驱寒逐湿——寒湿为患、阳虚诸证
扶阳固脱	升清举陷——脏器下垂、久泻久痢等 固脱救逆——亡阳虚脱证
消瘀散结	行气活血，消瘀散结——痈肿疮疡初起、瘰疬、瘿瘤等
引热外行	引郁热之气外发——实热（疖肿、带状疱疹、丹毒等）

注意事项及禁忌

一般先灸上部、痛部，后灸下部、腹部；先灸头身，后灸四肢。但在特殊情况下，必须灵活运用，不可拘泥。施灸的禁忌如下。

① 施灸时，应注意安全，防止艾绒脱落，烧损皮肤或衣物。

② 凡实证、热证及阴虚发热者，一般不宜用灸法。

③ 颜面五官和大血管的部位不宜施瘢痕灸。

④ 孕妇的腹部和腰骶部不宜施灸。

灸后处理

灸后局部皮肤出现微红灼热属正常现象，无需处理，很快即可自行消失。如因施灸过量，时间过长，局部出现小水疱，只要注意不擦破，可任其自然吸收。如水疱较大，可用消毒毫针刺破水疱，放出水液，或用注射器抽出水液，再涂以龙胆紫，并以纱布包裹。如行化脓灸者，灸疮化脓期间，要注意适当休息，保持局部清洁，防止污染，可用敷料保护灸疮，待其自然愈合。如因护理不当并发感染，灸疮脓液呈黄绿色或有渗血现象者，可用消炎药膏或玉红膏涂敷。

附：拔罐

拔罐法是以罐为工具，利用燃烧排除罐内空气，造成负压，使罐吸附于施术部位，产生温热刺激并造成瘀血现象的一种疗法。

操作方法

① 投火法：将酒精棉球或纸片点燃后，投入罐内，然后速将火罐罩在施术部位。此法适于侧面横拔，否则会因燃物下落而烧伤皮肤。

② 闪火法：用镊子或止血钳夹住燃烧的酒精棉球，在火罐内壁中段绕一圈后，迅速退出，然后将罐罩在施术部位。此法较安全，不受体位限制，节约棉球。

拔罐后，一般留罐10分钟左右，待局部皮肤充血，瘀血呈紫红色时即可取罐。取罐时，一手扶罐身，一手手指按压罐口的皮肤，使空气进入罐内，火罐即可脱落，不可硬拉或拖动。

适用范围

拔罐法有温经通络、祛湿逐寒、行气活血及消肿止痛作用。临床多用于以下几种情况。

① 风寒湿痹：如肩背痛、腰腿痛。

② 胃肠疾病：如胃痛、呕吐、腹泻。

③ 肺部疾病：如咳嗽、哮喘。

④ 刺血拔罐适于急性扭伤有瘀血者，疮痈和部分皮肤病如丹毒、神经性皮炎等。

注意事项

① 患者要有舒适的体位，应根据不同部位选择不同口径的火罐。注意选择肌肉丰满、富有弹性、没毛发和骨骼凹凸的部位，以防掉罐。拔罐动作要做到稳、准、快。

② 皮肤有溃疡、水肿及大血管的部位不宜拔罐；高热抽搐者，不宜拔罐；孕妇的腹部和腰骶部也不宜拔罐。

③ 常自发性出血和损伤性出血不止的患者，不宜使用拔罐法。

④ 如出现烫伤，小水疱可不必处理，任其自然吸收；如水疱较大或皮肤有破损，应先用消毒针刺破水疱，放出水液，或用注射器抽出水液，并以纱布包敷，保护创口。

常见病证的针灸疗法

注：本节所涉及穴位的定位及主治功效可在本书附录索引部分查阅。

✳ 感冒

常见证型	主要症状	治法	选穴
风寒感冒	头痛、四肢酸楚，鼻塞流涕，咳稀痰，恶寒发热	取手太阴、手阳明和足太阳经穴为主，毫针浅刺用泻法；体虚者平补平泻，并可用灸法	风池、列缺、风门、合谷
风热感冒	发热汗出，咳嗽痰稠，咽痛、口渴、鼻燥	取手太阴、手阳明、手少阳经穴为主。毫针浅刺用泻法	大椎、曲池、合谷、鱼际、外关

✳ 咳嗽

常见证型		主要症状	治法	选穴
外感咳嗽	风寒	咳嗽喉痒，痰液稀白,恶寒发热，无汗	取手太阴、手阳明经穴为主	列缺、合谷、肺俞。风寒咳嗽，针灸并用；风热咳嗽，只针不灸，以宣肺解表
	风热	咳痰黄稠，口渴咽痛，身热，恶风，有汗		
内伤咳嗽	痰浊阻肺	咳嗽痰多，色白而黏,胸脘痞闷，胃纳减少	取背俞穴和足阳明经穴为主。针刺补泻兼施，并可加灸，以健脾化痰	肺俞、脾俞、中脘、足三里、尺泽、丰隆
	肺燥阴虚	干咳无痰，或痰少不易咳出，鼻燥咽干，潮热，颧红	取肺之俞穴、募穴为主。针刺平补平泻法，以益阴润燥、清肃肺气	肺俞、中府、列缺、照海

* 哮喘

常见证型		主要症状	治法	选穴
实证	风寒外袭	咳嗽，咳吐稀痰、形寒无汗、头痛口不渴	取手太阴经穴为主。毫针刺用泻法，风寒可酌用灸法；痰热可兼取足阳明经穴，不宜灸	主穴：膻中、列缺、肺俞、尺泽 加减：风寒加风门；痰热加丰隆；喘甚加天突、定喘
	痰热	多见咳痰黏腻色黄、咳痰不爽，胸中烦满，咳引胸痛，或见身热口渴、便秘		
虚证	肺燥阴虚	气息短促、语言无力，动则汗出，肢冷	调补肺肾之气为主。毫针用补法，可酌情用灸法	肺俞、膏肓俞、气俞、足三里、太渊、太溪

* 呕吐

常见证型	主要症状	治法	选穴
寒客胃脘	时吐清水或稀涎，进食则吐，喜暖畏寒、或大便溏薄	取足阳明经穴为主。寒者留针多灸；热者疾出不灸；肝气犯胃，泻足厥阴经，补足阳明经；中虚宜兼补脾气	主穴：中脘、内关、足三里、公孙 加减：热吐加合谷；寒吐加上脘、胃俞；痰饮加膻中、丰隆；食积加下脘、璇玑；肝逆加太冲；中气虚者兼用脾俞、章门
热蕴	多食即吐，呕吐酸苦热臭，口渴，喜寒恶热，便秘		
痰饮蓄积	胸痞眩晕，呕吐痰涎，或见心悸		
宿食不消	脘腹胀满或疼痛，食入更甚，嗳气，便秘		
肝气横逆	胁痛呕酸，脉弦		
胃气虚弱	呕吐时作，食不甘味，纳少，便溏，神疲		

> **附：呃逆**
>
> 呃逆多由邪气与积滞中阻，或暴怒气逆，胃膈气失宣降所致。主症为呃逆连续，声短而频。如偶发者不治自愈。如发作不止，则宜宽膈和胃、降逆调气，可取内关、足三里，或加巨阙、膈俞。

* 泄泻

常见证型	主要症状	治法	选穴
急性泄泻	偏寒湿：大便清稀，水谷相杂，肠鸣腹痛，身寒喜温 偏湿热：大便黄热臭，腹痛，肛门灼热，尿短赤，口渴	以疏调肠胃气机为主。偏寒者可留针，并用艾条或隔姜灸；偏热者用泻法	中脘、天枢、足三里、阴陵泉
慢性泄泻	脾虚：面色萎黄，神疲肢软，纳差，喜暖畏寒，便溏 肾虚：每日黎明前，腹微痛、痛即欲便，或腹鸣，腹部与下肢畏寒	以健脾胃与温肾阳为主。针用补法，可多灸	主穴： 脾俞、中脘、章门、天枢、足三里 加减： 肾虚者加命门、关元

* 便秘

常见证型	主要症状	治法	选穴
实秘	便次减少，便则努争，坚涩难下。热邪壅结者，则身热、烦渴、口臭、喜凉；气机郁滞者，每见胁腹胀满或疼痛、嗳气频作、纳食减少	取手阳明大肠经俞、募穴及下合穴为主。实秘用泻法，虚秘用补法，寒秘可则灸	主穴： 大肠俞、天枢、支沟、上巨虚 加减： 热结加合谷、曲池；气滞加中脘、行间；气血虚弱加脾俞、肾俞；寒秘灸气海、神阙
虚秘	气血虚弱者，面色唇甲㿠白无华、头眩心悸、神疲气怯；阴寒凝结者，腹冷痛、喜热畏寒		

* 耳鸣、耳聋

常见证型	主要症状	治法	选穴
实证	暴病耳聋或耳中觉胀，鸣中不断，按之不减。肝胆火逆多见面赤、口干、烦躁、善怒、脉弦；外感风邪多见寒热头痛、脉浮	取手足少阳经穴为主。针刺用泻法	主穴：翳风、听会、侠溪、中渚 加减： 肝胆火盛加太冲、丘墟；外感风邪加外关、合谷

（续表）

常见证型	主要症状	治法	选穴
虚证	久病耳聋或耳鸣时作时止，操劳时加剧，按之鸣声减弱，多兼头昏、腰酸、遗精带下	取手足少阳经穴为主。兼取足少阴经穴。针刺用补法	主穴：翳风、听会、侠溪、中渚 加减：肾虚加肾俞、关元

✳ 不寐

常见证型	主要症状	治法	选穴
心脾亏损	多梦易醒，心悸，健忘，易汗出	以安神为主。根据辨证选穴，针刺用补法或平补平泻法，或针灸并用	主穴：神门、三阴交 加减： 心脾亏损加心俞、厥阴俞、脾俞； 肾虚加心俞、太溪； 心胆气虚加心俞、胆俞、大陵、丘墟； 肝阳上扰配肝俞、间使、太冲； 脾胃不和配胃俞、足三里
肾虚	头晕，耳鸣，遗精，腰酸，舌红		
心胆气虚	心悸多梦，喜惊易恐，情志抑郁		
肝阳上扰	性情急躁易怒，头晕，头痛，胁肋胀痛		
脾胃不和	脘闷嗳气或脘腹胀痛		

✳ 眩晕

常见证型	主要症状	治法	选穴
气血不足	头晕目眩，两目昏黑，泛泛欲吐，四肢乏力，面色㿠白，心悸失眠	以培补脾肾两经为主，用补法、可灸	脾俞、肾俞、关元、足三里
肝阳上亢	头晕目眩，泛泛欲吐，腰膝酸软	取肝胆两经为主，针用泻法	风池、肝俞、肾俞、行间、侠溪
痰湿中阻	头晕目眩，胸痞欲呕，纳差，心烦	和中化浊为主，针用泻法	中脘、内关、丰隆、解溪

∗ 头痛

常见证型	主要症状	治法	选穴
风袭经络	发时痛势阵作，如锥如刺，痛有定处	按头痛部位分经取穴。毫针刺用泻法、留针	巅顶部：百会、通天、行间 前头部：上星、头维、合谷 后头部：后顶、天柱、昆仑
肝阳亢逆	头痛目眩，尤以头之两侧为重。心烦善怒，面赤口苦	取足厥阴、足少阳经穴为主。用泻法	风池、百会、悬颅、侠溪、行间
气血不足	痛势绵绵，头目昏重，神疲无力，面色不华，喜暖畏冷	取任、督脉经穴和背俞穴为主。毫针刺，用补法，可灸	百会、气海、肝俞、脾俞、肾俞、合谷、足三里

∗ 中风

主要症状	选穴	随证加减
半身不遂	肩髃、曲池、合谷、外关、环跳、阳陵泉、足三里、解溪、昆仑	腕部拘挛者加大陵，肘部拘挛者加曲池、尺泽，膝部拘挛者加太溪，足内翻者加照海
语言謇涩	内关、水沟、哑门、廉泉、通里	
口眼㖞斜	地仓、颊车、内庭、合谷、下关、攒竹、迎香	流涎者加承浆
吞咽困难	廉泉、天突、内关、照海	

常见证型	选穴
肝阳上亢	水不涵木：肾俞、肝俞、太冲、太溪 肝阳暴张：太冲、太溪、三阴交
风痰阻络	丰隆、阳陵泉
痰热腑实	天枢、丰隆、中脘、上巨虚
气虚血虚	气海、关元、血海
脾虚痰恋	脾俞、丰隆、公孙、三阴交

＊ 遗精

常见证型	主要症状	治法	选穴
梦遗	每在睡梦中发生遗泄，睡眠不安，阳事易举。久遗而又频繁者，可有头晕、精神不振、耳鸣腰酸等症	交通心肾为主，针用平补平泻法	主穴： 关元、三阴交、志室 加减： 梦遗加心俞、神门、内关；滑精加肾俞、太溪、足三里
滑精	不拘昼夜，动念则常有精液滑出，形体瘦弱，脉细软，甚至心悸、阳痿等	以补肾为主，针用补法或针灸并用	

＊ 阳痿

主要症状	治法	选穴
阴茎痿软不能勃起或勃起不坚。常伴头晕目眩、面色㿠白、神疲、腰膝酸软	以补肾气为主，针用补法或针灸并用	肾俞、命门、关元、三阴交

＊ 痿证

常见证型	主要症状	治法	选穴
四肢筋肉弛缓无力，失去运动功能。初起多有发热。继则上肢或下肢，偏左或偏右，痿软无力；重者下肢完全不能运动，肌肉日渐瘦削，但无疼痛症状	肺热：兼有发热、咳嗽、口渴、尿黄、舌红苔黄 湿热：兼有身重、小便混浊、胸闷，或两足发热、得冷则舒，舌苔黄腻 肝肾两亏：兼有腰膝酸软、遗精早泄、头晕目眩、舌红	以取阳明经穴为主。上肢多取手阳明穴，下肢多取足阳明穴（参阅中风治法） 属肺热及湿热者，单针不灸用泻法；肝肾阴亏者，针刺用补法	主穴： 上肢：肩髃、曲池、合谷、阳溪 下肢：髀关、三阴交、足三里、解溪、阳陵泉 加减： 肺热加肺俞、尺泽；湿热加阴陵泉、大椎；肝肾两亏加肝俞、肾俞、大椎；发热加大椎

❋ 痹证

常见证型	主要症状	治法	选穴
风寒湿痹	关节酸痛或部分肌肉酸重麻木，迁延日久可致肢体拘急，甚则关节肿大 行痹：肢体关节走窜疼痛，痛无定处，有时兼有寒热 痛痹：遍身或局部关节疼痛，痛有定处，得热稍缓，遇冷则剧 着痹：关节酸痛、肌肤麻木、痛有定处，阴雨风冷每可使其发作	以循经与患部取穴为主，亦可采用阿是穴 行痹、热痹用毫针泻法浅刺； 痛痹多灸，深刺留针，如疼痛剧烈的可隔姜灸； 着痹针灸并施或兼用温针和拔罐等法	主穴： 肩部：肩髎、肩髃 肘臂：曲池、合谷、尺泽 腕部：阳池、外关、阳溪 背脊：水沟、腰阳关 髋部：环跳、居髎、悬钟 股部：秩边、承扶 膝部：犊鼻、梁丘、阳陵泉、膝阳关 踝部：照海、昆仑、丘墟 加减： 行痹加膈俞、血海； 痛痹加肾俞、关元； 着痹加足三里、阴陵泉； 热痹加大椎、曲池
热痹	关节酸痛、局部热肿、痛不可近、关节活动障碍，可涉及单个或多个关节，并兼有发热、口渴		

❋ 痛经

常见证型	主要症状	治法	选穴
实证	经行不畅，少腹疼痛。如腹痛拒接，经色紫而夹有血块，下血块后痛即缓解，脉沉涩，则为血瘀；胀甚于痛，或胀连胸胁，胸闷泛恶，脉弦，则为气滞	取任脉、足太阴经穴为主。毫针刺用泻法，酌量用灸法	中极、次髎、地机、三阴交
虚证	腹痛多在经净后，痛势绵绵不休；少腹柔软喜按，经量减少；每伴腰酸肢倦、纳少、头晕、心悸	取任脉、督脉、足少阴和足阳明经穴。毫针刺用补法，并灸	命门、肾俞、关元、足三里、大赫、气海、三阴交

* 痫证

主要症状	治法	选穴
发病前可有头晕、胸闷、神疲等先兆，旋即昏仆、不省人事、面色苍白、牙关紧闭、双目上视、手足抽搐、口吐涎沫，甚则二便失禁。发后头昏、肢软、神疲，苔薄腻，脉弦滑，久病则脉细	取任脉、督脉穴为主，佐以豁痰开窍	鸠尾、大椎、腰奇、间使、丰隆

* 牙痛

常见证型	主要症状	治法	选穴
阳明火邪	牙痛甚剧，兼口臭、苔黄、口渴、便秘	取手足阳明经穴为主。毫针刺用泻法，循经远取穴，可左右交叉刺	主穴： 合谷、颊车、内庭、下关 加减： 风火牙痛者加外关、风池；肾阴牙痛者加太溪、行间
风火牙痛	痛甚龈肿，兼形寒身热		
肾虚牙痛	隐隐作痛，时作时息，口不臭		

* 坐骨神经痛

主要症状	治法	选穴
侧腰腿部阵发性或持续性疼痛。主要是臀部、大腿后侧、小腿后侧或外侧及足部发生烧灼样或针刺样疼痛，行动时加重	取足太阳和足少阳经穴为主。一般均用泻法，亦可配合灸法或拔罐	肾俞、大肠俞、腰3~5夹脊、秩边、环跳、殷门、委中、承山、阳陵泉、悬钟

* 扭伤

主要症状	治法	选穴
受伤部肿胀疼痛、关节活动障碍等	以受伤局部取穴为主，毫针刺用泻法。陈伤留针加灸或用温针	肩部：肩髎、肩髃、肩贞 肘部：曲池、小海、天井 腕部：阳池、阳溪、阳谷 腰部：肾俞、腰阳关、委中 髋部：环跳、秩边、承扶 膝部：犊鼻、梁丘、膝阳关 踝部：解溪、昆仑、丘墟

附录1：本书所用方剂

A

安冲汤

白术、生黄芪、生龙骨、生牡蛎、大生地黄各18克，生杭芍、茜草各9克，海螵蛸（捣细）、川续断各12克。水煎服。

安神定志丸

远志6克，石菖蒲5克，茯神15，茯苓15克，朱砂2克，龙齿25克，党参9克。研末为丸。

B

八珍汤

人参、白术、白茯苓、当归、川芎、白芍、熟地黄各10克，甘草（炙）5克，加生姜5片、大枣1枚，水煎服。

八正散

车前子、瞿麦、萹蓄、滑石、栀子、甘草、木通、大黄各9克。为散，每服6~10克，灯心草煎汤送服。

白虎加桂枝汤

知母180克，甘草（炙）60克，石膏500克，粳米60克，桂枝（去皮）90克。为粗末，每服15克，水煎服。

百灵调肝汤

白芍20克，当归、王不留行、通草、枳实、瓜蒌、川楝子、怀牛膝各15克，青皮10克，皂角刺、甘草各5克。水煎服，每日1剂。

半夏白术天麻汤

半夏9克，白术15克，天麻、茯苓、橘红各6克，甘草3克，加生姜1片、大枣3枚，水煎服。

保和丸

山楂18克，神曲6克，半夏、茯苓各9克，陈皮、连翘、莱菔子各3克。研末为丸。

保阴煎

生地黄、熟地黄、芍药各6克，山药、川续断、黄芩、黄柏各4.5克，生甘草3克。水煎服。

补阳还五汤

生黄芪120克，当归尾6克，赤芍5克，地龙、川芎、桃仁、红花各3克。水煎服。

补中益气汤

黄芪、炙甘草、人参（去芦）、白术各9克，橘皮（不去白）、升麻、柴胡各6克，当归（酒焙干或晒干）3克。水煎服。

C

柴胡疏肝散

陈皮（醋炒）、柴胡、川芎、枳壳（麸炒）、香附各6克，芍药9克，炙甘草3克。水煎服。

沉香散

沉香、黄芪、陈皮各23克，滑石30克，黄芩15克，榆白皮（锉）、韭子（微炒）各30克，瞿麦90克，甘草15克（炙微赤，锉）。为细末，每服6克。

程氏萆薢分清饮

益智、川萆薢、石菖蒲、乌药各9克，水煎服，加入食盐少许。

川芎茶调散

薄荷叶、川芎、荆芥（去梗）各12克，细辛（去芦）3克，防风（去芦）4.5克，白芷、羌活、炙甘草各6克。水煎服。

葱豉汤

葱白3根，淡豆豉10克。水煎服。

Ⓓ

大补元煎

人参、升麻、鹿角胶各10克，山药、熟地黄、杜仲、当归、山茱萸、枸杞子各15克，水煎服。

大承气汤

大黄（酒洗）12克，厚朴（去皮，炙）24克，枳实（炙）12克，芒硝9克。水煎服（先煎厚朴、枳实，后下大黄，芒硝溶服）。

大黄附子汤

大黄6克，附子9克（炮），细辛3克。水煎服。

黛蛤散

青黛30克，蛤壳300克。粉碎成细粉，过筛，口服，一次6克，一日1次。

丹参饮

丹参、檀香、砂仁各30克。水煎服。

丹溪治湿痰方

苍术（麸炒）、白术、半夏、赤茯苓、香附、川芎、当归。水煎服。

丹栀逍遥散

逍遥散（甘草4.5克，当归、茯苓、芍药、白术、柴胡各9克，生姜、薄荷各少许）加牡丹皮、栀子。为散。

当归地黄饮

当归9克，熟地黄15克，山药、杜仲各6克，牛膝4.5克，山茱萸3克，炙甘草2.4克。水煎服。

当归六黄汤

当归、生地黄、熟地黄、黄柏、黄芩、黄连各6克，黄芪12克。为粗末，水煎服。

导赤丸

连翘、栀子（姜炒）、玄参、天花粉、黄芩、滑石各120克，黄连、木通、赤芍、大黄各60克，研细粉，加炼蜜为丸。

涤痰汤

南星（姜制）、半夏（汤洗七次）各12克，枳实（麸炒）、茯苓（去皮）各10克，橘红7.5克，石菖蒲、人参各5克，竹茹3.5克，甘草2.5克。水煎服。

地黄饮子

熟干地黄（焙）18克，巴戟天（去心）、山茱萸（炒）、石斛、肉苁蓉（酒浸，切焙）各9克，附子（炮裂，去皮脐）、五味子（炒）、肉桂（去粗皮）、白茯苓（去黑皮）、麦冬（去心，焙）、菖蒲、远志（去心）各6克，加姜5片、大枣1枚、薄荷2克。水煎服。

定喘汤

白果21枚（去壳，炒黄色，分破）、麻黄、款冬花、桑皮（蜜炙）、法半夏各9克，紫苏子6克，杏仁（去皮、尖）、黄芩（微炒）各4.5克，甘草3克。水煎服。

独活寄生汤

独活9克，桑寄生、杜仲、牛膝、细辛、秦艽、茯苓、肉桂心、防风、川芎、人参、甘草、当归、芍药、干地黄各6克。水煎服。

Ⓔ

二陈平胃散

半夏、陈皮、炒栀子、苍术、厚朴、酒芩、酒连、甘草，为散。

二陈汤

半夏（汤洗七次）、橘红各15克，白茯苓9克，炙甘草4.5克，同生姜7片、乌梅1枚，水煎服。

二仙汤

仙茅、淫羊藿（仙灵脾）、当归、巴戟天各9克，黄柏、知母各 4.5 克。水煎服。

 F

附子理中汤

附子（炮，去皮、脐）、人参 、干姜（炮）
白术各 6 克，炙甘草 3 克。水煎服。

G

甘姜苓术汤

甘草、白术各 6 克，干姜、茯苓各 12 克。
水煎服。

膈下逐瘀汤

五灵脂（炒）、川芎、牡丹皮、赤芍、乌药
各 6 克，当归、桃仁（研泥）、甘草、红花
各 9 克，延胡索 3 克，香附、枳壳各 4.5 克。
水煎服。

葛根黄芩黄连汤

葛根 15 克，炙甘草 6 克，黄芩、黄连各 9 克。
水煎服。

固阴煎

人参适量，熟地黄 9 克，山药（炒）6 克，
山茱萸 4.5 克，远志（炒）2 克，炙甘草、
菟丝子（炒香）各 3 克，五味子 14 粒。水煎服。

归脾汤

白术、当归、白茯苓、黄芪（炒）、远志、龙
眼肉、酸枣仁（炒）各 3 克，人参 6 克，木香
1.5 克，炙甘草 1 克，加生姜、大枣，水煎服。

归肾丸

熟地黄 240 克，山药 120 克，山茱萸 120 克，
茯苓 120 克，当归 90 克，枸杞子 120 克，
杜仲（盐水炒）120 克，菟丝子（制）120 克。
炼蜜为丸，如梧桐子大。每服百余丸，淡盐
汤送下。

桂枝甘草龙骨牡蛎汤

桂枝 15 克，炙甘草、牡蛎、龙骨各 30 克。
水煎服。

桂枝芍药知母汤

桂枝、麻黄、知母、防风各 12 克，芍药 9 克，
甘草 6 克、生姜、白术各 15 克，附子（炮）10
克。水煎服。

H

黄连阿胶汤

黄连 12 克，黄芩、芍药各 6 克，煎煮取汁，
加入阿胶 9 克烊化，加入鸡蛋黄 2 枚，搅开
温服。

黄连清心饮

黄连、生地黄（酒洗）、当归身（酒洗）、甘
草（炙）、茯神（去木）、酸枣仁、远志（去骨）、
人参（去芦）、石莲肉，水煎服。

黄连温胆汤

黄连 5 克，半夏、竹茹、枳实、茯苓各 9 克，
陈皮 6 克，甘草 3 克，生姜 2 片。水煎服。

黄芪桂枝五物汤

黄芪 15 克，桂枝、芍药各 12 克，生姜 25 克，
大枣 4 枚。水煎服。

黄芪建中汤

饴糖 30 克，桂枝、生姜各 9 克，芍药 18 克，
大枣 6 枚，黄芪 5 克，炙甘草 6 克。水煎服。

黄芪汤

黄芪、麻仁、白蜜、陈皮，水煎服。

回阳救急汤

党参、附子各 24 克，干姜、白术各 12 克，
甘草 9 克，桃仁（研）、红花各 6 克，水煎服。

藿香正气散

大腹皮、白芷、紫苏、茯苓（去皮）各 30 克，
半夏（曲）、白术、陈皮（去白）、厚朴（去
粗皮，姜汁炙）、苦桔梗各 60 克，藿香（去
土）90 克，炙甘草 75 克。为细末，每服 6 克，
加生姜 3 片、大枣 1 枚，水煎服。

J

济川煎

当归 9~15 克，肉苁蓉（酒洗去咸）6~9 克，牛膝 6 克，泽泻 4.5 克，升麻 2~3 克，枳壳 3 克。水煎服。

加味四物汤

当归、菊花、蔓荆子各 12 克，熟地黄、白芍、党参各 15 克，制何首乌 18 克，川芎、甘草各 6 克。水煎服。

健脾丸

白术(炒)75 克，木香（另研）、黄连（酒炒）、甘草各 22 克，白茯苓（去皮）60 克，人参 45 克，神曲（炒）、陈皮、砂仁、麦芽（炒取面）、山楂肉、山药、肉豆蔻（面裹煨热，纸包捶去油）各 30 克，研为细粉，制成蜜丸。

金沸草散

旋覆花（去梗）、麻黄（去节）、前胡（去芦）各 9 克，荆芥穗 12 克，甘草（炒）、半夏（汤洗 7 次，姜汁浸）、赤芍各 3 克。共为粗末，每次 9 克，水适量，生姜 3 片，枣 1 枚，煎至八分，去滓温服，不拘时候。

金水六君煎

当归、半夏、茯苓各 6 克，熟地黄 15 克，陈皮 4.5 克，炙甘草 3 克，加生姜 5 片。水煎服。

金锁固精丸

沙苑子(炒)、芡实（蒸）、莲须各 60 克，龙骨（酥炙）、牡蛎（盐水煮，煅粉)30 克，用莲子粉糊为丸，盐汤调下。

荆防败毒散

羌活、独活、柴胡、前胡、枳壳、茯苓、防风、荆芥、桔梗、川芎各 5 克，甘草 3 克.水煎服。

L

良附丸

高良姜、香附（醋制）各 500 克，研为细粉，过筛混匀，制成丸。

两地汤

大生地黄（酒炒）、玄参各 30 克，白芍（酒炒）、麦冬各 15 克，地骨皮、阿胶各 9 克。水煎服。

苓桂术甘汤

茯苓 12 克，桂枝（去皮）9 克，白术、炙甘草各 6 克。水煎服。

羚角钩藤汤

羚羊角片 4.5 克（先煎），霜桑叶 6 克，川贝母（去心）12 克，鲜生地黄、淡竹茹（鲜刮，与羚羊角先煎代水）各 15 克，双钩藤（后入）、滁菊花、茯神木、生白芍各 9 克，生甘草 3 克。水煎服。

六君子汤

人参（去芦）、炙甘草、白茯苓（去皮）、白术（去芦）、陈皮、法半夏各 9 克，水煎服。

六磨汤

槟榔、沉香、木香、乌药、大黄、枳壳各等份，各用水磨取汁 75 毫升，和匀温服。

六味地黄丸

熟地黄 24 克，山茱萸、干山药各 20 克，泽泻、牡丹皮、茯苓（去皮）各 9 克，研末为丸。

龙胆泻肝汤

龙胆（酒炒）、木通、柴胡、生甘草各 6 克，黄芩（炒）、栀子（酒炒）、生地黄（黄酒炒）、车前子各 9 克，泽泻 12 克，当归（酒炒）3 克。水煎服。

M

麻子仁丸

麻子仁、大黄（去皮）各 500 克，芍药、枳实（炙）、厚朴（炙，去皮）、杏仁（去皮尖，熬）各 250 克。上药为末，炼蜜为丸，每次 9 克，每日 1~2 次，温开水送服。

妙香散

白茯苓、茯神、远志（去心）各15克，人参、益智（去皮）、五色龙骨各30克，朱砂、炙甘草各1.5克。为散，每服6克，空腹温酒调下。

内补丸

黄连30克（去须，微炒），当归、阿胶各24克（微炒），干姜15克（炮裂）。为末，炼蜜捣为丸。

平喘固本汤

党参15克，五味子、冬虫夏草、橘红各6克，核桃仁12克，灵磁石18克，沉香、紫苏子各15克，款冬花、法半夏12克。水煎服。

普济消毒饮

黄芩（酒炒）、黄连（酒炒）各15克，陈皮（去白）、生甘草、玄参、柴胡、桔梗各6克，连翘、板蓝根、马勃、牛蒡子、薄荷各3克，僵蚕、升麻各2克。水煎服。

Q

启宫丸

川芎、白术、半夏、香附各30克，茯苓、神曲各15克，橘红、甘草各3克。研末，以粥为丸。

杞菊地黄丸

熟地黄、山茱萸（制）、山药、牡丹皮、茯苓、泽泻、枸杞子、菊花。研末为丸。

启阳娱心丹

人参60克，茯神150克，菖蒲、甘草、橘红、砂仁、柴胡各30克，菟丝子、白术各240克，远志、生酸枣仁、当归各120克，白芍、山药各180克，神曲90克。研末，炼蜜为丸。

羌活胜湿汤

羌活、独活各6克，藁本、防风、炙甘草、川芎各3克，蔓荆子2克。水煎服。

清金化痰汤

黄芩、栀子各4.5克，桔梗6克，麦冬（去心）、川贝母、橘红、茯苓各9克，桑皮、知母、瓜蒌子（炒）各3克，甘草1.2克。水煎，食后服。

清经散

牡丹皮、白芍（酒炒）、大熟地黄各9克，地骨皮15克，青蒿6克，白茯苓3克，黄柏1.5克（盐水浸炒）。水煎服。

清热调血汤

当归、川芎、白芍、生地黄、黄连、香附、桃仁、红花、延胡索、牡丹皮、蓬莪术，水煎服。

清中汤

菖蒲500克（刮去皮、须，切片，米泔浸3日，压去苦水），生姜150克，白盐120克（与菖蒲同腌一宿，焙干），白术60克，炙甘草60克。为细末，每服3克，冲服。

R

人参乌梅汤

人参、莲子（炒）、炙甘草、乌梅、木瓜、山药，水煎服。

人参养荣汤

白芍90克，当归、陈皮、黄芪、桂心（去粗皮）、人参、白术（煨）、炙甘草各30克，熟地黄（制）、五味子、茯苓各21克，远志（炒，去心）15克。为散，每服12克，水煎服。

润肠丸

大黄（去皮）、当归梢、羌活各15克，桃仁（汤浸，去皮、尖）30克，麻子仁（去皮取仁）38克。麻子仁研泥，其余捣罗为细末，炼蜜为丸。

S

三拗汤

麻黄、杏仁、甘草各30克，水煎服。

三子养亲汤

山楂子、莱菔子、白芥子各3克，水煎服。

桑菊饮

桑叶7.5克，菊花3克，杏仁、芦根、桔梗各6克，连翘5克，薄荷、甘草各2.5克。水煎服。

桑杏汤

桑叶、浙贝母、香豉、栀子皮、梨皮各3克，杏仁4.5克，沙参6克。水煎服。

沙参麦冬汤

北沙参、玉竹、麦冬、扁豆各10克，天花粉15克，桑叶6克，生甘草3克。水煎服。

芍药甘草汤

白芍12克，甘草12克。用水600毫升，煮取300毫升，去滓，候温再服。

少腹逐瘀汤

小茴香（炒）7粒，干姜（炒）0.6克，延胡索3克，川芎、没药（研）、赤芍、蒲黄、五灵脂（炒）6克，当归9克，肉桂3克。水煎服。

射干麻黄汤

半夏、射干9克，麻黄（先煎）、生姜各12克，细辛、紫菀、款冬花各9克，五味子3克，大枣7枚。水煎服。

参附龙牡救逆汤

人参、附子、龙骨、牡蛎、白芍、炙甘草，水煎服。

参附汤

人参、附子（炮，去皮、脐）、青黛各15克，水煎服。

参苓白术散

莲子肉（去皮）、薏苡仁各9克，缩砂仁、桔梗（炒黄）各6克，白扁豆（姜汁浸，去皮，微炒）12克，白茯苓、人参（去芦）、白术、山药各15克，甘草（炒）10克。为细末，每服6克，枣汤调下。

身痛逐瘀汤

秦艽、羌活、香附各3克，川芎、甘草、没药6克，五灵脂（炒）、地龙各6克，桃仁、红花、当归、牛膝各9克。水煎服。

生脉地黄汤

熟地黄、麦冬各15克，山茱萸、山药各12克，牡丹皮、泽泻、茯苓、红参、五味子各10克。水煎服。

生脉散（生脉饮）

人参、麦冬各9克，五味子6克。水煎服。

失笑散

蒲黄（炒香）、五灵脂（酒研，淘去砂土）各等份。研为末，每服6克，用黄酒或醋冲服。

十补丸

附子（炮，去皮、脐）、肉桂、巴戟天（去心）、补骨脂（炒）、炮干姜、远志（去心，姜汁浸，炒）、菟丝子（酒浸，别研）、赤石脂（煅）、厚朴（去粗皮，姜汁炙）各30克，川椒（去目及闭口者，炒出汗）60克。研为细末，酒糊为丸。

石膏汤

石膏30克，知母9克，甘草3克，玄参15克，天花粉9克。水煎服。

石韦散

石韦60克（去毛），瞿麦30克，滑石150克，车前子90克，冬葵子60克。捣筛为散，每服3克。

双合汤

当归、川芎、白芍、生地黄、陈皮、半夏（姜汁炒）、白茯苓（去皮）、白芥子各5克，桃仁（去皮、尖）4克，甘草、红花各1.5克，加生姜 3 片，水煎服。

四妙丸

黄柏、苍术、牛膝、薏苡仁各 240 克。为细末，酒糊为丸。

四神丸

肉豆蔻、五味子各 6 克，补骨脂 12 克，吴茱萸（浸炒）3 克。研末为丸，每服 9 克，每日 2 次，用淡盐水或温开水送服，亦可作汤剂，加姜 6 克、大枣 10 枚，水煎服。

四物汤

当归（去芦，酒浸炒）、白芍各 9 克，川芎 6 克，熟干地黄（酒蒸）12 克。水煎服。

酸枣仁汤

酸枣仁（炒）15 克，甘草 3 克，知母、茯苓、川芎各 6 克。水煎服。

缩泉丸

益智、乌药、山药各 15 克，研末为丸。

桃红四物汤

熟地黄、当归各 15 克，白芍 10 克，川芎 8 克，桃仁 9 克，红花 6 克。水煎服。

桃仁红花煎

红花、当归、桃仁、香附、延胡索、赤芍、川芎、乳香、丹参、青皮、生地黄。水煎服。

天麻钩藤饮

川牛膝、钩藤各 12 克，生决明 18 克，天麻、栀子、黄芩、杜仲、益母草、桑寄生、夜交藤、朱茯神各 9 克。水煎服。

调肝汤

山药 15 克（炒），阿胶（白面炒）、当归（酒洗）、白芍（酒炒）、山茱萸（蒸熟）各 9 克，巴戟天（盐水浸）、甘草各 3 克。水煎服。

通窍活血汤

赤芍、川芎各 3 克，桃仁、红花、鲜姜各 9 克（研泥），红枣 7 枚（去核），老葱 3 根（切碎），麝香 0.15 克（绢包）。用黄酒 250 毫升，将前七味煎至 150 毫升，去滓，将麝香入酒内，再煎二沸，临卧服。

通瘀煎

当归尾 15 克，山楂、香附、红花（新者，炒黄）各 6 克，乌药 6 克，青皮、泽泻各 4.5 克，木香 2.1 克。加水 400 毫升，煎至 280 毫升，加黄酒 150 毫升，食前服。

痛泻要方

炒白术 9 克，白芍（炒）6 克，防风 3 克，陈皮（炒）4.5 克。水煎服或丸服。

菟丝子散

菟丝子（酒浸三日，晒干）60 克，肉苁蓉（酒浸一宿，刮去粗皮，炙干用）、牡蛎（烧为粉）、附子（炮裂，去皮、脐）、五味子各 30 克。捣细罗为散，每服 6 克，空腹粥汤调下。

完带汤

白术（土炒）、山药（炒）各 30 克，人参 6 克，白芍（酒炒）15 克，车前子（酒炒）、制苍术各 9 克，甘草 3 克，陈皮、黑荆芥穗、柴胡各 2 克。水煎服。

温胞饮

白术 12 克，巴戟天 12 克，人参 10 克，杜仲 15 克，制附子 15 克，菟丝子 10 克，山药 15 克，芡实 30 克，肉桂 6 克，补骨脂 12 克。水煎服，每日 1 剂。

温胆汤

半夏（汤洗七次）、竹茹、枳实（麸炒，去瓤）各 6 克，陈皮 9 克，甘草（炙）3 克，茯苓 4.5 克，加生姜 5 片、大枣 1 枚，水煎服。

温经汤（《妇人良方》）

当归、川芎、肉桂、莪术（醋炒）、牡丹皮、人参、牛膝、甘草各3克。水煎服。

温经汤（《金匮要略》）

吴茱萸、麦冬（去心）各9克，当归、芍药、川芎、人参、桂枝、阿胶、牡丹皮（去心）、生姜、甘草、半夏各6克。除阿胶外，水煎，加入阿胶烊化服用。

乌药汤

乌药7.5克，香附6克，当归3克，木香、炙甘草各1.5克。水煎服。

无比山药丸

泽泻、熟地黄、菟丝子各20克，山茱萸、茯苓、牛膝、杜仲、肉苁蓉各15克，巴戟天、赤石脂各10克，山药25克。水煎，早晚分服，或和蜜为丸。

五味消毒饮

金银花15克，野菊花、蒲公英、紫花地丁、紫背天葵子各6克。水煎服。

消乳丸

香附（炒）、缩砂仁、神曲（炒）、麦芽（炒）各30克，炙甘草、陈皮（去白）各15克。研末为丸。

小蓟饮子

生地黄、小蓟、滑石、木通、蒲黄、藕节、淡竹叶、当归、栀子、甘草各9克。水煎服。

小建中汤

桂枝（去皮）、生姜（切）各9克，炙甘草6克，大枣（擘）12枚，芍药18克，水煎取汁，兑入饴糖30克，文火加热溶化，温服。

小青龙汤

麻黄（去节）、芍药、桂枝（去皮）、半夏（洗）各9克，细辛、干姜、炙甘草、五味子各6克。水煎服。

小营煎

当归、芍药（酒炒）、山药（炒）、枸杞子

各6克，熟地黄9克，炙甘草3克。水煎服。

泻白散

地骨皮、桑白皮（炒）各15克，甘草（炙）3克。上药锉散，入粳米一撮、水适量，煎至七分，食前服。

新加香薷饮

金银花、鲜扁豆花各9克，香薷、厚朴、连翘各6克。水煎服。

芎归二陈汤

当归、半夏各15克，川芎10克，陈皮、茯苓各8克，甘草3克，生姜3片。水煎服。

芎芷石膏汤

川芎、白芷、石膏、藁本、羌活、菊花。水煎服。

养精种玉汤

熟地黄30克，当归（酒洗）15克，白芍（酒炒）15克，山茱萸15克。水煎服。

一贯煎

北沙参、麦冬、当归身各9克，生地黄18~30克，枸杞子9~18克，川楝子4.5克。水煎服。

益气聪明汤

黄芪、甘草、人参各15克，升麻、葛根各9克，蔓荆子4.5克，芍药3克，黄柏3克（酒制，锉，炒黄）。水煎服。

薏苡仁汤

薏苡仁、当归、芍药、麻黄、肉桂、炙甘草、苍术各30克。水煎服。

银翘散

连翘、金银花各30克，苦桔梗、薄荷、牛蒡子各18克，荆芥穗、竹叶各12克，生甘草、淡豆豉各15克。为散。

右归丸

大怀熟地黄250克，山药（炒）、枸杞子（微炒）、鹿角胶、菟丝子（制）、杜仲（姜汤炒）各120克，当归、山茱萸（微炒）各90克（便溏勿用），肉桂、制附子各60克。为细末，加炼蜜为丸。

毓麟珠

人参、白术（炒）、茯苓、芍药（酒炒）各60克，川芎、炙甘草各30克，当归、熟地黄（蒸，捣）、菟丝子（制）各120克，杜仲（酒炒）、鹿角霜、川椒各60克。研末，炼蜜为丸。

玉屏风散

防风15克，黄芪（蜜炙）、白术各30克。水煎服。

赞育丹

熟地黄（蒸，捣）、白术各250克，当归、枸杞子各180克，杜仲（酒炒）、仙茅（酒蒸一日）、巴戟天（甘草汤炒）、山茱萸、淫羊藿（羊脂拌炒）、肉苁蓉（酒洗，去甲）、韭子（炒黄）各120克，蛇床子（微炒）、附子（制）、肉桂各60克。研末，炼蜜为丸，每服9克。

增液汤

玄参30克，麦冬（连心）、生地黄各24克。水煎服。

正气天香散

乌药60克，香附240克，陈皮、紫苏叶、干姜各30克。为细末，每服9克。

知柏地黄丸

知母、黄柏各40克，熟地黄160克，山药、山茱萸（制）各80克，牡丹皮、茯苓、泽泻各60克。研末，炼蜜为丸。

止带方

猪苓、茯苓、车前子、泽泻、茵陈、赤芍、牡丹皮、黄柏、栀子、牛膝。水煎服。

止嗽散

桔梗（炒）、荆芥、紫菀（蒸）、百部（蒸）、白前（蒸）各9克，甘草（炒）3克，陈皮（水洗，去白）6克。共为末。每次9克，食后及临卧用开水调下，初感风寒，生姜汤调下。

枳实导滞丸

大黄、枳实（炒）、六神曲（炒）、白术（炒）各9克，黄连（姜汁炒）、黄芩、茯苓、泽泻各6克。为细粉，制成丸，每服6~9克，食后温水送下。

滋血汤

赤石脂(火煅红)、海螵蛸(去壳)、侧柏叶(去枝)各150克。为细末，每服6克，热汤调下。

左归丸

大怀熟地黄（蒸）250克，山药（炒）120克，枸杞子、山茱萸、菟丝子（制）、鹿角胶、龟甲胶各120克，川牛膝（酒洗，蒸熟，精滑者不用）90克。研末，加炼蜜为丸。

附录 2：本书所用穴位定位及功效

B

百会（督脉）

[定位] 在头部，前发际正中直上 5 寸。

[主治] 中风，头痛，眩晕，耳鸣，中风，痴呆，癫狂痫，癔病，惊悸，健忘，失眠，脱肛，阴挺，腹泻。

髀关（足阳明胃经）

[定位] 在大腿前面，髂前上棘与髌底外侧端的连线上，屈股时，平会阴，缝匠肌外侧凹陷处。

[主治] 膝、髋、股、膝痛，下肢屈伸不利、麻痹、瘫痪，以及股外侧皮神经炎等。

C

承扶（足太阳膀胱经）

[定位] 在股后区，臀沟的中点。

[主治] 腰、骶、臀、股部疼痛，下肢痿痹，下肢不遂，痔疾。

承浆（任脉）

[定位] 在面部，颏唇沟正中凹陷处。

[主治] 口喎，齿龈肿痛，流涎，口舌生疮，暴暗，癫狂。

承山（足太阳膀胱经）

[定位] 在小腿后区，伸直小腿或足跟上提时腓肠肌肌腹下出现尖角凹陷处。

[主治] 痔疾，便秘，腰腿拘急疼痛，足跟痛，脚气。

尺泽（手太阴肺经）

[定位] 在肘横纹上，肱二头肌腱桡侧凹陷中。

[主治] 咳嗽，气喘，咯血，咽喉肿痛，潮热，胸部胀满；急性吐泻，中暑，小儿惊风；肘臂挛痛。

次髎（足太阳膀胱经）

[定位] 在髂后上棘与后正中线之间，适对第 2 骶后孔。

[主治] 月经不调、痛经、带下病等妇科疾患，小便不利，遗精，疝气，腰骶痛，下肢痿痹。

攒竹（足太阳膀胱经）

[定位] 在面部，眉头凹陷，眶上切迹处。

[主治] 头痛，眉棱骨痛；目视不明，目赤肿痛，眼睑瞤动，眼睑下垂，面瘫，面痛；腰痛。

D

大肠俞（足太阳膀胱经）

[定位] 在腰部，第 4 腰椎棘突下，后正中线旁开 1.5 寸。

[主治] 腹胀，泄泻，便秘，痔疾；腰痛。

大陵（手厥阴心包经）

[定位] 在腕掌侧远端横纹中，当掌长肌腱与桡侧腕屈肌腱之间。

[主治] 心痛，心悸；胃痛，呕吐；癫狂痫，疮疡；胸胁痛；臂手腕痛。

大椎（督脉）

[定位] 在第 7 颈椎棘突下凹陷中，后正中线上。

[主治] 项强，脊痛；恶寒发热，咳嗽，气喘，骨蒸潮热，热病，疟疾；胸痛，癫狂痫，小儿惊风；风疹，痤疮。

胆俞（足太阳膀胱经）

[定位] 在背部，当第 10 胸椎棘突下，旁开 1.5

寸处。

[主治] 黄疸、口苦、胁痛等肝胆疾患，肺痨，潮热。

地仓（足阳明胃经）

[定位] 在面部，目正视，瞳孔直下，口角旁开 0.4 寸。

[主治] 口角歪斜，流涎；面痛，齿痛。

地机（足太阴脾经）

[定位] 在小腿内侧，阴陵泉下 3 寸，胫骨内侧缘后际。

[主治] 痛经，崩漏，月经不调；食欲不振，腹痛，腹泻；小便不利，水肿。

定喘（经外奇穴）

[定位] 位于项背部，第 7 颈椎棘突下缘中点（大椎穴）旁开 0.5 寸处。

[主治] 哮喘，咳嗽，支气管炎；肩背痛，上肢疼痛不举，麻痹，瘫痪，落枕；荨麻疹，头后部痛等。

犊鼻（膝眼）

[定位] 屈膝，在髌韧带两侧凹陷处，在内侧的称内膝眼，在外侧的称外膝眼，即犊鼻。

[主治] 膝关节酸痛，鹤膝风，腿痛；脚气。

F

肺俞（足太阳膀胱经）

[定位] 在脊柱区，第 3 胸椎棘突下，后正中线旁开 1.5 寸。

[主治] 咳嗽，气喘，吐血，鼻塞；骨蒸潮热，盗汗；皮肤瘙痒。

丰隆（足阳明胃经）

[定位] 在小腿外侧，外踝尖上 8 寸，胫骨前嵴外缘，条口旁开 1 寸。

[主治] 头痛，眩晕，癫狂，痫证；咳嗽，痰多，哮喘；下肢痿痹。

风池（足少阳胆经）

[定位] 在项部，枕骨之下，胸锁乳突肌与斜方肌上端之间的凹陷中。

[主治] 头痛，眩晕，失眠，癫痫，中风；目赤肿痛，食物不明，鼻塞，鼻衄，鼻渊，耳鸣，咽喉肿痛；热病，感冒；颈项强痛。

风门（足太阳膀胱经）

[定位] 在脊柱区，第 2 胸椎棘突下，后正中线旁开 1.5 寸。

[主治] 伤风，发热，咳嗽；头痛，项强，胸背痛。

G

肝俞（足太阳膀胱经）

[定位] 在脊柱区，第 9 胸椎棘突下，后正中线旁开 1.5 寸。

[主治] 黄疸，胁痛，脊背痛；吐血，眩晕，癫狂痫；目赤，目视不明，夜盲。

膏肓（足太阳膀胱经）

[定位] 在背部，当第 4 胸椎棘突下，旁开 3 寸。

[主治] 肺结核，支气管炎，哮喘；阳痿，遗精；慢性胃炎，胃出血；神经衰弱；胸膜炎，乳腺炎；贫血。

膈俞（足太阳膀胱经）

[定位] 在背部，当第 7 胸椎棘突下，旁开 1.5 寸。

[主治] 呕吐，呃逆，噎膈，胸满；胁痛，胃痛；癫狂；咯血，吐血，贫血；脊背痛等。

公孙（足太阴脾经）

[定位] 在跖区，当第 1 跖骨基底的前下缘赤白肉际处。

[主治] 胃痛，呕吐，腹痛，泄泻，痢疾；心烦失眠，嗜卧。

关冲（手少阳三焦经）

[定位] 在手无名指末节尺侧，距指甲角 0.1 寸处。

[主治] 昏厥，热病，头痛，目赤痛，咽喉肿

痛等。

关元（任脉）

[定位] 在下腹部，脐中下 3 寸，前正中线上。

[主治] 中风脱证，虚劳冷惫，羸瘦无力；少腹疼痛，霍乱吐泻，痢疾，脱肛，疝气，尿频，尿闭，遗精，白浊，阳痿，早泄；月经不调，经闭，经痛，赤白带下，阴挺，崩漏，阴门瘙痒，恶露不止，胞衣不下。

H

合谷（手阳明大肠经）

[定位] 在手背，第 1、2 掌骨间，第 2 掌骨桡侧的中点处。

[主治] 头痛，目赤肿痛，咽喉肿痛，失音，鼻衄，齿痛，口眼歪斜，耳鸣，耳聋，痄腮；诸痛症；热病，无汗，多汗，腹痛，便秘；经闭，滞产；上肢不遂。

后顶（督脉）

[定位] 在头部，当后发际正中直上 5.5 寸（脑户上 3 寸）。

[主治] 头痛，眩晕，项强，癫狂痫证，烦心，失眠。

环跳（足少阳胆经）

[定位] 在股区，股骨大转子最凸点与骶管裂孔连线的外 1/3 与内 2/3 交点处。

[主治] 半身不遂，下肢痿痹，腰腿疼。

J

夹脊（经外奇穴）

[定位] 在背腰部，第 1 胸椎至第 5 腰椎棘突下两侧，后正中线旁开 0.5 寸，一侧 17 个穴位。

[主治] 主治范围比较广，其中上胸部穴位治疗心肺、上肢疾病，下胸部穴位治疗胃肠疾病，腰部穴位治疗腰、腹及下肢疾病。

颊车（足阳明胃经）

[定位] 在面部，下颌角前上方约 1 横指（中指），咀嚼时咬肌隆起处。

[主治] 口歪，面肌痉挛；齿痛，颊肿，口噤不开。

间使（手厥阴心包经）

[定位] 在前臂掌侧，当曲泽与大陵的连线上，腕横纹上 3 寸，掌长肌腱与桡侧腕屈肌腱之间。

[主治] 心痛，惊悸，胃痛，呕吐，热病烦躁，胸痛，疟疾，癫狂，痫证，肘挛，臂痛等。

肩髎（手少阳三焦经）

[定位] 在三角肌区，肩峰角与肱骨大结节两骨间凹陷中。当臂外展时，于肩峰后下方呈现凹陷处。

[主治] 肩臂挛痛不遂。

肩髃（手阳明大肠经）

[定位] 在臂外侧，三角肌上，臂外展，或向前平伸时，当肩峰前下方凹陷处。

[主治] 肩臂挛痛，上肢不遂；瘾疹，瘰疬。

肩贞（手太阳小肠经）

[定位] 在肩关节后下方，臂内收时，腋后纹头上 1 寸。

[主治] 肩臂疼痛，手臂麻木不举，瘰疬；耳鸣。

解溪（足阳明胃经）

[定位] 足背与小腿交界处的横纹中央凹陷中，拇长伸肌腱与趾长伸肌腱之间。

[主治] 下肢痿痹，足背肿痛，踝关节病；头痛，眩晕，癫狂；腹胀，便秘。

鸠尾（任脉）

[定位] 位于脐上 7 寸，剑突下 0.5 寸。

[主治] 心痛，心悸，心烦；癫痫，惊狂；胸中满痛，咳嗽气喘；呕吐，呃逆，反胃，胃痛。

居髎（足少阳胆经）

[定位] 在髋部，当髂前上棘与股骨大转子最凸点连线的中点处。

[主治] 腰腿痹痛，月经不调，带下，疝气，坐骨神经痛，下肢瘫痪等。

巨阙穴（任脉）

[定位] 在上腹部，脐中上6寸，前正中线上。

[主治] 胸闷，胸痛，心痛，心悸；呕吐，腹胀；癫狂痫。

厥阴俞（足太阳膀胱经）

[定位] 在背部，当第4胸椎棘突下旁开1.5寸处。

[主治] 心痛，心悸；咳嗽，胸闷；呕吐。

昆仑（足太阳膀胱经）

[定位] 在外踝尖与跟腱之间的凹陷处。

[主治] 头痛，项强，目眩；癫痫，难产；腰骶疼痛，脚跟肿痛。

劳宫（手厥阴心包经）

[定位] 在手掌心，第2、3掌骨之间偏于第3掌骨，握拳屈指时中指尖处。

[主治] 中风昏迷，中暑；心痛，癫狂痫；口疮，口臭，鹅掌风。

廉泉（任脉）

[定位] 位于颈部，当前正中线上，喉结上方，舌骨上缘凹陷处。

[主治] 舌下肿痛，舌根急缩，舌强，中风失语等症。

梁丘（足阳明胃经）

[定位] 在股前区，髂前上棘与髌骨外缘连线上，髌骨外上缘上2寸。

[主治] 膝肿痛，下肢不遂；急性胃炎，乳痈，乳痛。

列缺（手太阴肺经）

[定位] 在前臂桡侧缘，桡骨茎突上方，腕横纹上1.5寸，当肱桡肌与拇长展肌腱之间。

[主治] 咳嗽，气喘，咽喉肿痛；头痛，齿痛，项强，口眼歪斜。

命门（督脉）

[定位] 在脊柱区，第2腰椎棘突下凹陷中，后正中线上。

[主治] 腰痛，下肢痿痹；遗精，阳痿，早泄，月经不调，赤白带下，遗尿，尿频；泄泻。

内关（手厥阴心包经）

[定位] 在前臂掌侧，腕横纹上2寸，掌长肌腱与桡侧腕屈肌腱之间。

[主治] 心痛，心悸，胸痛；胃痛，呕吐，呃逆；胁痛，胁下痞块；失眠，癫狂，痫证，郁证，眩晕，中风，偏瘫，哮喘，偏头痛；热病，肘臂挛痛。

内庭（足阳明胃经）

[定位] 在足背，第2、3趾间，趾蹼缘后方赤白肉际处。

[主治] 齿痛，咽喉肿痛，鼻衄；胃病吐酸，腹胀，泄泻，痢疾，便秘；热病；足背肿痛。

脾俞（足太阳膀胱经）

[定位] 在脊柱区，第11胸椎棘突下，后正中线旁开1.5寸。

[主治] 腹胀，呕吐，泄泻，痢疾，便血；水肿，黄疸；咳嗽痰多；背痛。

气海（任脉）

[定位] 在下腹部，脐中下1.5寸，前正中线上。

[主治] 中风脱证，形体羸瘦，脏气衰惫，乏力；腹痛，泄泻，痢疾，便秘；小便不利，遗尿；遗精，阳痿，滑精；月经不调，崩漏，带下，阴挺；水肿，气喘。

气俞（京门穴）（足少阳胆经）

[定位] 在侧腰部，章门后1.8寸，当第12肋骨游离端的下方。

[主治] 腹胀，小腹痛，里急，洞泄，水道不通，溺黄，腰痛，骨痹痛。肠鸣，泄泻，腹胀，腰胁痛。

丘墟（足少阳胆经）

[定位] 位于足外踝的前下方，当趾长伸肌腱的外侧凹陷处。

[主治] 颈项痛，腋下肿，胸胁痛，下肢痿痹，外踝肿痛，疟疾，疝气，目赤肿痛，目生翳膜，中风偏瘫。

曲池（手阳明大肠经）

[定位] 在肘横纹外侧端，屈肘，当尺泽与肱骨外上髁连线的中点处。

[主治] 咽喉肿痛，齿痛，目赤痛；头痛，眩晕，癫狂；热病上肢不遂，手臂肿痛；腹痛，吐泻，痢疾；瘾疹，湿疹；瘰疬。

三阴交（足太阴脾经）

[定位] 在小腿内侧，内踝尖上3寸，胫骨内侧缘后际。

[主治] 腹痛，肠鸣，腹胀，泄泻，便溏，月经不调，崩漏，带下，阴挺，经闭，不孕，难产，遗精，阳痿，遗尿，疝气；足痿；心悸，高血压；失眠，阴虚诸症，神经衰弱；湿疹，荨麻疹，神经性皮炎。

上巨虚（足阳明胃经）

[定位] 在犊鼻下6寸，足三里下3寸，距胫骨前缘一横指（中指）。

[主治] 肠鸣、腹痛、腹泻、便秘、肠痈等肠胃疾患，下肢痿痹。

上脘（任脉）

[定位] 位于前正中线上，脐上5寸处。

[主治] 胃痛，呃逆，反胃，呕吐，癫狂；咳嗽痰多；黄疸。

上星（督脉）

[定位] 位于头部，前发际正中直上1寸。

[主治] 头痛，眩晕，目赤肿痛，迎风流泪，面赤肿，鼻渊，鼻出血，鼻痛，癫狂，痫证，小儿惊风，疟疾，热病。

神门（手少阴心经）

[定位] 在腕部，腕掌侧横纹尺侧端，尺侧腕屈肌腱的桡侧凹陷处。

[主治] 失眠，健忘，痴呆，癫狂痫；心痛，心烦，惊悸；腕臂痛，胸胁痛。

神阙（任脉）

[定位] 在腹区，脐中央。

[主治] 中风虚脱，四肢厥冷，风痫；腹痛，腹胀，脱肛，泄利，便秘；小便不利，水肿，臌胀。

肾俞（足太阳膀胱经）

[定位] 在腰部，当第2腰椎棘突下，后正中线旁开1.5寸。

[主治] 遗尿，遗精，阳痿，月经不调，白带，水肿；耳鸣，耳聋；腰痛。

十二井穴

经外奇穴名。由十二经的井穴组成，均位于四肢末端，即少商（肺经）、中冲（心包经）、少冲（心经）、商阳（大肠经）、关冲（三焦经）、少泽（小肠经）、隐白（脾经）、大敦（肝经）、涌泉（肾经）、厉兑（胃经）、足窍阴（胆经）、至阴（膀胱经）。

水沟（任脉）

[定位] 在面部，人中沟的上1/3与下2/3交点处。

[主治] 昏迷，晕厥，中暑，癫狂痫，急慢惊风；鼻塞，鼻衄，面肿，齿痛；牙关紧闭；挫闪腰疼。

四白（足阳明胃经）

[定位] 在面部，目正视，瞳孔直下，眶下孔凹陷处。

[主治] 目赤痛痒，目翳，眼睑润动；口眼歪斜，面痛，面肌痉挛；头痛，眩晕，胆道蛔虫症。

太冲（足厥阴肝经）

[定位] 在足背侧，第 1、2 跖骨间，跖骨底结合部前方凹陷中。

[主治] 头痛，眩晕，耳鸣，目赤肿痛，口歪，咽痛；中风，小儿惊风，癫狂痫；月经不调，痛经，崩漏，带下；胁痛，腹胀，黄疸；呕逆，胁痛，腹胀，黄疸；足跗肿痛，下肢痿痹；癃闭，遗尿。

太溪（足少阴肾经）

[定位] 在踝区，内踝尖与跟腱之间的凹陷中。

[主治] 头痛、目眩、咽喉肿痛、齿痛、耳聋、耳鸣等肾虚性五官病证；月经不调、遗精、阳痿、小便频数等泌尿生殖系疾患；腰脊痛及下肢厥冷、内踝肿痛；气喘、胸痛、咯血等肺部疾患；消渴，小便频数，便秘；失眠、健忘等肾精不足证。

太渊（手太阴肺经）

[定位] 在腕掌侧横纹桡侧，桡动脉搏动处。

[主治] 咳嗽，气喘，咯血，胸痛，咽喉肿痛；无脉症；腕臂痛。

膻中（任脉）

[定位] 在胸部，平第 4 肋间，前正中线上。

[主治] 咳嗽，气喘；胸闷，胸痛，心悸，心痛；噎膈，呕吐，呃逆；乳少，乳痈，乳房胀痛。

天井（手少阳三焦经）

[定位] 位于上臂外侧，屈肘时当肘尖直上 1 寸凹陷处。

[主治] 耳聋，癫痫，瘰疬，瘿气，偏头痛、胁肋痛、颈项肩臂痛等痛证。

天枢（足阳明胃经）

[定位] 在腹部，横平脐中，前正中线旁开 2 寸。

[主治] 腹胀，肠鸣，泄泻，便秘，痢疾；月经不调，痛经。

天突（任脉）

[定位] 在颈前区，胸骨上窝中央，前正中线上。

[主治] 咳嗽，气喘，胸痛；咽喉肿痛，暴喑，瘿气，梅核气；噎膈。

天柱（足太阳膀胱经）

[定位] 位于后发际正中旁开 1.3 寸处。

[主治] 颈椎酸痛，落枕，肩周炎；高血压，目眩，头痛；眼疲劳等。

听会（足少阳胆经）

[定位] 位于耳屏切迹的前方，下颌骨髁状突的后缘，张口有凹陷处。

[主治] 耳鸣，耳聋，聤耳；齿痛，口眼㖞斜，面痛。

通里（手少阴心经）

[定位] 位于前臂掌侧，当尺侧腕屈肌腱的桡侧缘，腕横纹上 1 寸。

[主治] 心病，舌强不语，暴喑，腕臂痛。

通天（足太阳膀胱经）

[定位] 位于前发际正中直上 4 寸，旁开 1.5 寸。

[主治] 头痛，眩晕，鼻塞，鼻出血，鼻渊。

头维（足阳明胃经）

[定位] 在头部，额角发际上 0.5 寸，头正中线旁开 4.5 寸。

[主治] 头痛，眩晕；目痛，迎风流泪，眼睑润动，视物不明。

外关（手少阳三焦经）

[定位] 在前臂背侧，当阳池与肘尖的连线上，

腕背横纹上 2 寸，尺骨与桡骨间隙中点。

[主治] 热病；头痛，目赤肿痛，耳聋，耳鸣；胁痛，瘰疬；肩背痛，上肢痿痹。

委中（足太阳膀胱经）

[定位] 在膝后区，腘横纹中点。

[主治] 腰痛，下肢痿痹，腹痛，吐泻；小便不利，遗尿；丹毒，皮肤瘙痒。

胃俞（足太阳膀胱经）

[定位] 在脊柱区，第 12 胸椎棘突下，后正中线旁开 1.5 寸。

[主治] 胸胁痛；胃脘痛，呕吐，腹胀，肠鸣。

膝阳关（足少阳胆经）

[定位] 在膝外侧，当阳陵泉上 3 寸，股骨外上髁上方的凹陷处。

[主治] 膝肿痛，腘筋挛急，小腿麻木，膝关节炎，下肢瘫痪等。

侠溪（足少阳胆经）

[定位] 位于人体的足背外侧，当第 4、5 趾间，趾蹼缘后方赤白肉际处。

[主治] 头痛，眩晕，惊悸，耳鸣，耳聋，目外眦赤痛，颊肿，胸胁痛，膝股痛，足跗肿痛，疟疾。

下关（足阳明胃经）

[定位] 在面部，颧弓下缘中央与下颌切迹之间的凹陷中。

[主治] 下颌关节痛，面痛，齿痛；口眼歪斜；耳聋，耳鸣，聤耳。

下脘（任脉）

[定位] 在上腹部，前正中线上，当脐中上 2 寸。

[主治] 脘痛，腹胀，呕吐，呃逆，食谷不化，肠鸣，泄泻，痞块，虚肿。

小海（手太阳小肠经）

[定位] 屈肘，当尺骨鹰嘴与肱骨内上髁之间凹陷处。

[主治] 肘臂疼痛、麻木；癫痫。

心俞（足太阳膀胱经）

[定位] 在脊柱区，第 5 胸椎棘突下，后正中线旁开 1.5 寸。

[主治] 心痛，惊悸，失眠，健忘；梦遗；癫痫；咳嗽，气喘；吐血，盗汗。

行间（足厥阴肝经）

[定位] 在足背侧，第 1、2 趾间，趾蹼缘的后方赤白肉际处。

[主治] 中风，癫痫，头痛，眩晕，目赤痛，青盲，口㖞；月经过多，闭经，痛经，白带，阴中痛，疝气；遗尿，五淋，癃闭；胸胁满痛，下肢内侧痛，足跗肿痛。

悬颅（足少阳胆经）

[定位] 位于头部鬓发上，当头维穴与曲鬓穴弧形连线的中点处。

[主治] 偏头痛，面肿，目外眦痛，齿痛。

璇玑（任脉）

[定位] 在胸部，当前正中线上，胸骨上窝中央下 1 寸。

[主治] 喉痹咽肿，咳嗽，气喘，胸胁之满；胃中有积；扁桃体炎，喉炎，气管炎，胸膜炎，胃痉挛。

血海（足太阴脾经）

[定位] 屈膝，在大腿内侧，髌骨底内侧端上 2 寸，股四头肌内侧头隆起处。

[主治] 月经不调，痛经，经闭，崩漏；瘾疹，湿疹，丹毒；膝、股内侧痛。

哑门（督脉）

[定位] 位于项部，当后发际正中直上 0.5 寸，第 1 颈椎下。

[主治] 舌缓不语，音哑，头重，头痛，颈项强急，脊强反折，中风尸厥，癫狂，痫证，

癫病，衄血，重舌，呕吐。

阳白（足少阳胆经）

[定位] 目正视，瞳孔直上，眉上1寸。

[主治] 目赤肿痛、眼睑下垂、口眼㖞斜、头痛等头目疾患。

阳池（手少阳三焦经）

[定位] 在腕背横纹中，当指总伸肌腱的尺侧缘凹陷中。

[主治] 耳鸣，耳聋，目赤肿痛，喉痹；消渴，口干；腕痛，肩臂痛。

阳谷（手太阳小肠经）

[定位] 在腕后区尺侧，尺骨茎突与三角骨之间的凹陷中。

[主治] 头痛，目眩，耳鸣，耳聋，热病，癫狂痫；腕臂痛。

阳陵泉（足少阳胆经）

[定位] 在小腿外侧，腓骨小头前下方凹陷中。

[主治] 黄疸，口苦，呕吐，胁肋痛；下肢痿痹，膝膑肿痛，脚气，肩痛；小儿惊风。

阳溪（手阳明大肠经）

[定位] 在腕横纹桡侧，手拇指向上翘时，当拇短伸肌腱与拇长伸肌腱之间的凹陷中。

[主治] 手腕痛；头痛，目赤，齿痛，咽喉肿痛，耳鸣，耳聋。

腰奇（经外奇穴）

[定位] 位于骶部，当尾骨端直上2寸，骶角之间凹陷中。

[主治] 癫痫，头痛，失眠，便秘。

腰阳关（督脉）

[定位] 在脊柱区，第4腰椎棘突下凹陷中，后正中线上。

[主治] 腰骶疼痛，下肢痿痹；月经不调，遗精，阳痿。

翳风（手少阳三焦经）

[定位] 在耳垂后方，乳突与下颌角之间凹陷中。

[主治] 耳鸣，耳聋，聤耳；口眼㖞斜，牙关紧闭，齿痛，颊肿；瘰疬，呃逆。

阴陵泉（足太阴脾经）

[定位] 在小腿内侧，胫骨内侧髁下缘凹陷处。

[主治] 腹胀，腹泻，水肿，黄疸，小便不利；膝痛。

殷门（足太阳膀胱经）

[定位] 位于大腿后面，承扶穴与委中穴的连线上，承扶穴下6寸。

[主治] 腰痛、下肢痿痹。

迎香（手阳明大肠经）

[定位] 在鼻翼外缘中点旁，鼻唇沟中。

[主治] 鼻塞，衄血；口歪；胆道蛔虫症。

鱼际（手太阴肺经）

[定位] 在手拇指本节（第1掌指关节）后凹陷处，约当第1掌骨中点桡侧，赤白肉际处。

[主治] 咳嗽，咯血，哮喘；发热，咽干，咽喉肿痛，失音；小儿疳积，乳痛，掌中热。

章门（足厥阴肝经）

[定位] 位于腹侧，腋中线第11肋骨端稍下处，屈肘合腋时，当肘尖尽处。

[主治] 胁痛，泄泻，癥积等。

照海（足少阴肾经）

[定位] 在踝区，内踝尖下1寸，内踝尖下方凹陷中。

[主治] 咽喉干燥，目赤肿痛；痫证，失眠；月经不调，痛经，带下，阴挺，阴痒，小便频数。

支沟（手少阳三焦经）

[定位] 在前臂背侧，腕背侧远端横纹上3寸，尺骨与桡骨间隙中点。

[主治] 便秘；耳鸣，耳聋，手臂痛，胁肋痛，落枕，瘰疬；热病。

志室（足太阳膀胱经）

[定位]位于第2腰椎棘突下，旁开3寸。

[主治]遗精、阳痿等肾虚病证；小便不利；腰脊强痛。

秩边（足太阳膀胱经）

[定位]位于臀部，平第4骶后孔，骶正中嵴旁开3寸。

[主治]腰骶痛、下肢痿痹等腰及下肢病证；小便不利；便秘，痔疾。

中府（手太阴肺经）

[定位]在胸外侧部，锁骨下窝外侧，平第1肋间隙处，前正中线旁开6寸。

[主治]咳嗽，气喘，胸痛；肩背痛。

中极（任脉）

[定位]位于体前正中线上，脐下4寸。

[主治]小便不利，阳痿，早泄，遗精，白浊，疝气偏坠，积聚疼痛，月经不调，阴痛，阴痒，痛经，带下，崩漏，阴挺，产后恶露不止，胞衣不下，水肿。

中脘（任脉）

[定位]在脐上4寸，前正中线上。

[主治]胃痛，呕吐，呃逆，吞酸；腹胀，泄泻；疳积，黄疸；癫狂，失眠。

中渚（手少阳三焦经）

[定位]在手背，第4、5掌骨间，掌指关节近端凹陷中。

[主治]头痛、目赤、耳鸣、耳聋、喉痹舌强等头面五官病证；热病，肩背肘臂酸痛，手指不能屈伸。

足三里（足阳明胃经）

[定位]在小腿外侧，犊鼻下3寸，距胫骨前缘一横指（中指）。

[主治]胃痛，呕吐，噎膈，腹胀，泄泻，痢疾，便秘；乳痈；下肢痹痛；高血压，癫狂，心悸，中风；虚劳羸瘦。

附录3：人体主要经络穴位图

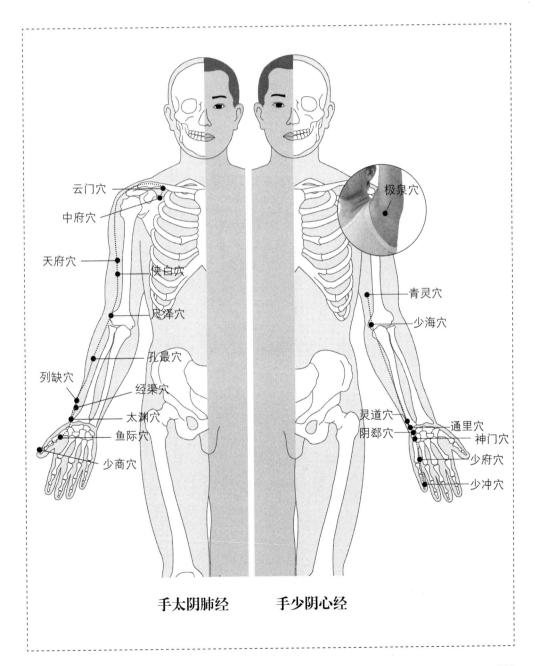

云门穴
中府穴
天府穴
侠白穴
尺泽穴
孔最穴
列缺穴
经渠穴
太渊穴
鱼际穴
少商穴

极泉穴
青灵穴
少海穴
灵道穴
阴郄穴
通里穴
神门穴
少府穴
少冲穴

手太阴肺经　　　　**手少阴心经**

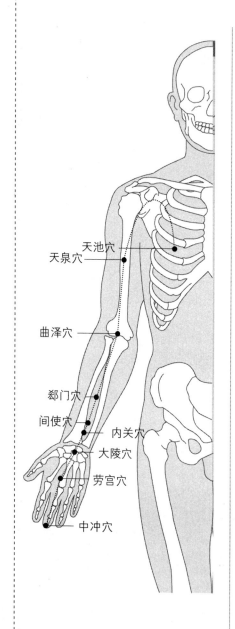

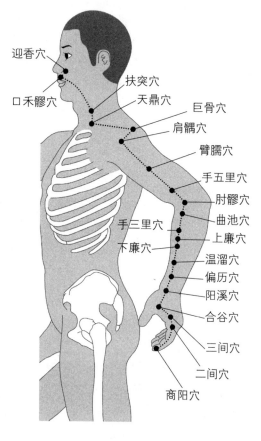

手厥阴心包经

手阳明大肠经

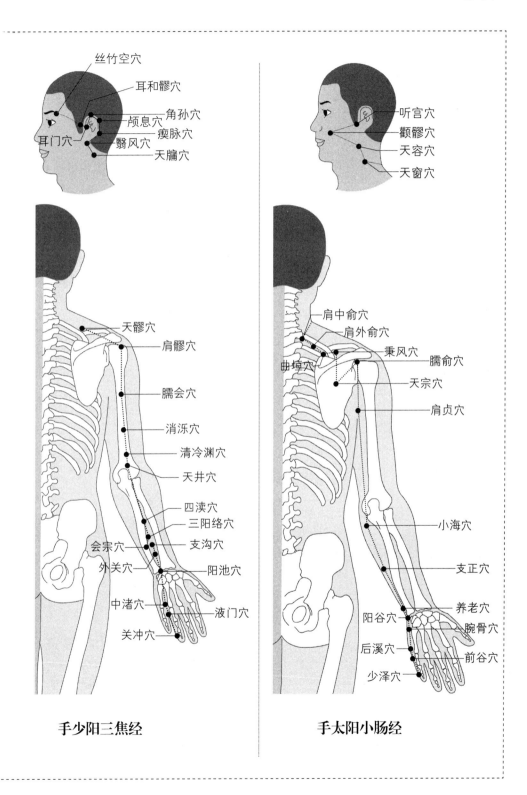

丝竹空穴
耳和髎穴
角孙穴
颅息穴
瘈脉穴
翳风穴
天牖穴
耳门穴

听宫穴
颧髎穴
天容穴
天窗穴

天髎穴
肩髎穴
臑会穴
消泺穴
清冷渊穴
天井穴
四渎穴
三阳络穴
会宗穴
支沟穴
外关穴
阳池穴
中渚穴
液门穴
关冲穴

肩中俞穴
肩外俞穴
秉风穴
臑俞穴
天宗穴
肩贞穴
曲垣穴
小海穴
支正穴
养老穴
阳谷穴
腕骨穴
后溪穴
前谷穴
少泽穴

手少阳三焦经

手太阳小肠经

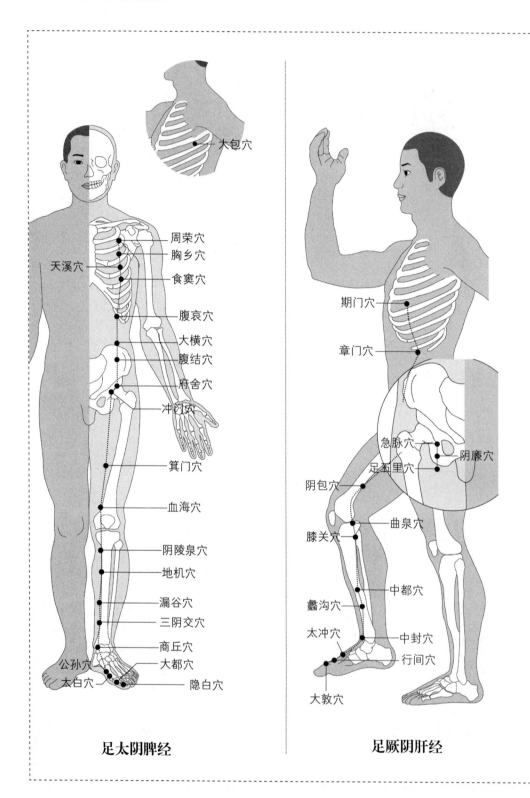

大包穴

周荣穴
胸乡穴
天溪穴
食窦穴
腹哀穴
大横穴
腹结穴
府舍穴
冲门穴

箕门穴

血海穴

阴陵泉穴
地机穴
漏谷穴
三阴交穴
商丘穴
公孙穴
太白穴
大都穴
隐白穴

足太阴脾经

期门穴

章门穴

急脉穴
阴廉穴
足五里穴
阴包穴
曲泉穴
膝关穴
中都穴
蠡沟穴
太冲穴
中封穴
行间穴
大敦穴

足厥阴肝经

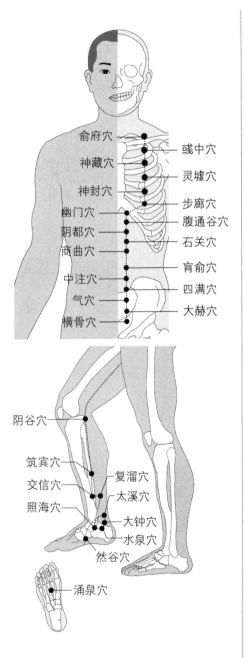

俞府穴
神藏穴
神封穴
幽门穴
阴都穴
商曲穴
中注穴
气穴
横骨穴

彧中穴
灵墟穴
步廊穴
腹通谷穴
石关穴
肓俞穴
四满穴
大赫穴

阴谷穴
筑宾穴
交信穴
照海穴
复溜穴
太溪穴
大钟穴
水泉穴
然谷穴
涌泉穴

足少阴肾经

四白穴
巨髎穴
地仓穴
颊车穴
人迎穴
气舍穴
库房穴
膺窗穴
乳根穴
承满穴
关门穴
滑肉门穴
外陵穴
水道穴
气冲穴

头维穴
承泣穴
下关穴
大迎穴
水突穴
缺盆穴
气户穴
屋翳穴
乳中穴
不容穴
梁门穴
太乙穴
天枢穴
大巨穴
归来穴
髀关穴
伏兔穴
阴市穴
梁丘穴
犊鼻穴
足三里穴
上巨虚穴
丰隆穴
下巨虚穴
条口穴
解溪穴
冲阳穴
内庭穴
厉兑穴
陷谷穴

足阳明胃经

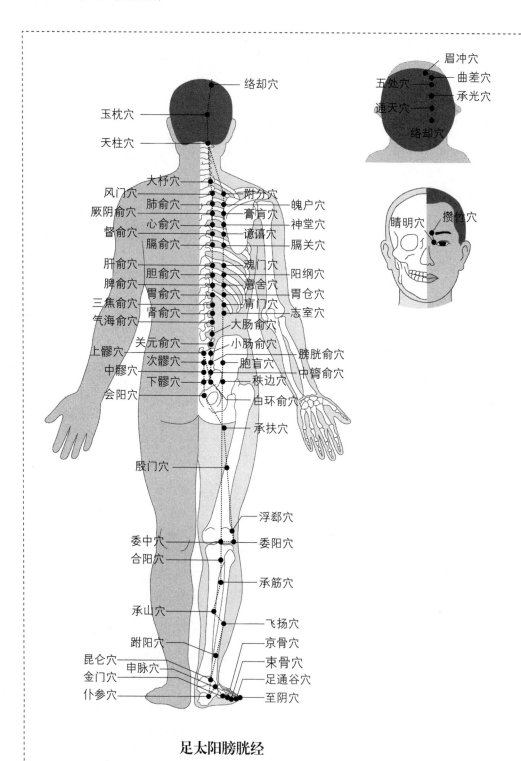

足太阳膀胱经

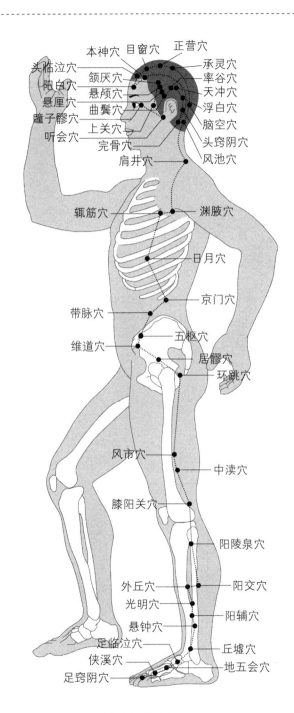

本神穴　目窗穴　正营穴
头临泣穴　　　　　承灵穴
颔厌穴　　　　　率谷穴
阳白穴　悬颅穴　　　天冲穴
悬厘穴　曲鬓穴　　　浮白穴
瞳子髎穴　上关穴　　脑空穴
听会穴　　完骨穴　　头窍阴穴
　　　肩井穴　　　　风池穴

辄筋穴　　　　　渊腋穴

　　　　　　日月穴

　　　　　　京门穴

带脉穴　　　　　五枢穴

维道穴　　　　　居髎穴
　　　　　　　　环跳穴

风市穴　　　　　中渎穴

膝阳关穴

　　　　　　阳陵泉穴

外丘穴　　　　阳交穴
光明穴　　　　阳辅穴
悬钟穴
足临泣穴　　　丘墟穴
侠溪穴　　　　地五会穴
足窍阴穴

足少阳胆经

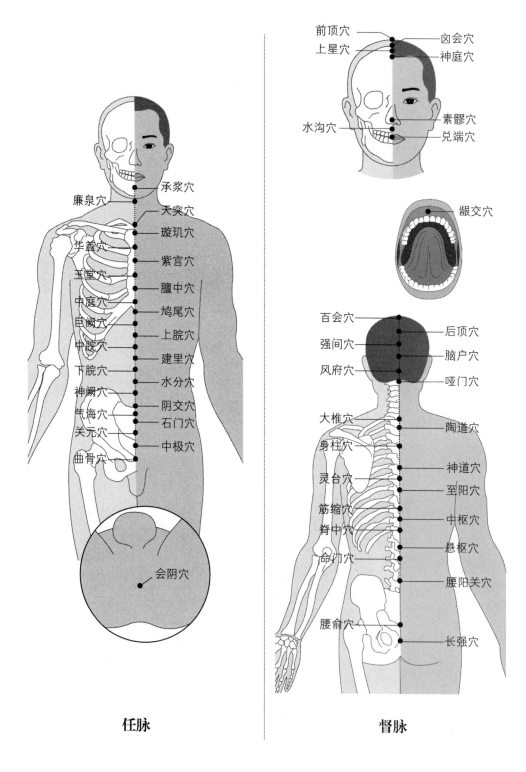

前顶穴　　　　囟会穴
上星穴　　　　神庭穴
水沟穴　　　　素髎穴
　　　　　　　兑端穴

龈交穴

承浆穴
廉泉穴　　　天突穴
　　　　　　璇玑穴
华盖穴　　　紫宫穴
玉堂穴　　　膻中穴
中庭穴　　　鸠尾穴
巨阙穴　　　上脘穴
中脘穴　　　建里穴
下脘穴　　　水分穴
神阙穴　　　阴交穴
气海穴　　　石门穴
关元穴　　　中极穴
曲骨穴

会阴穴

百会穴　　　　后顶穴
强间穴　　　　脑户穴
风府穴　　　　哑门穴
大椎穴　　　　陶道穴
身柱穴　　　　神道穴
灵台穴　　　　至阳穴
筋缩穴　　　　中枢穴
脊中穴　　　　悬枢穴
命门穴　　　　腰阳关穴
腰俞穴　　　　长强穴

任脉　　　　　　　　　　**督脉**